自閉症は津軽弁を話さない リターンズ

コミュニケーションを育む
情報の獲得・共有のメカニズム

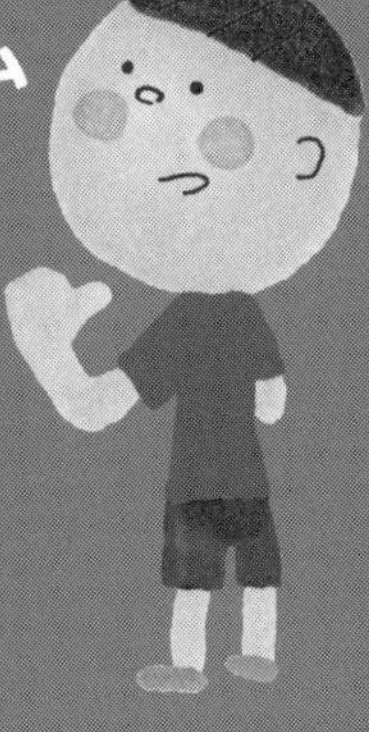

松本敏治

福村出版

プロローグ

妻の「自閉症の子どもって、津軽弁しゃべんねっきゃ（話さないよねぇ）」の一言に端を発した私の足かけ10年にも及ぶ反論実証の研究は、全国で自閉スペクトラム症（以下ＡＳＤ）の人が方言を話さないという印象があることが確かめられたことで妻の完勝に終わった。悔しいがしかたがない、事実は認めるしかないということで、この顚末を『自閉症は津軽弁を話さない――自閉スペクトラム症のことばの謎を読み解く』という本にまとめて出版したのが、２０１７年のことである（未読の方はいますぐ買って読まれたし。前書を読んでおくと本書が10倍楽しめます）。

自分の敗北を認め忸怩《じくじ》たる思いで公刊したわけだが、ありがたいことには、特別支援教育の分野にとどまらず言語学・音響音声学・深層学習などいろんな方面から反響が寄せられた。新たな解釈や関連する研究の報告もなされた。そのなかには、私自身の力不足もあってあえて深入りを避けてきた問題もあったし、読者や他の研究者からのコメントで初めて気づかされたこともあった。それらを考えて整理していくと、結局は、ＡＳＤそのものを自分なりにどう捉えているのかという問題に向き合わなければならなくなった。

ＡＳＤの特徴といわれるものは、細かなものまであげるなら何十頁にもわたって列挙できそうだ。ある特徴は、ほとんどのＡＳＤの人に見られるもので診断に際して決定的な証拠となるし、あるものは一部の人にしか見られない。ものによっては「奇妙」とか「通常とは違う」と表現されているが、そのあり方は人によって異なる。これらの特徴といわれるものは互いにどう関連しているのか、あるいはしていないのか、どう捉えたらよいのだろう。スペクトラム（連続体）と考えればすむことなのか、それでわかったことになるのか。

ＡＳＤの人が示す振る舞いや認知が、どれほど定型発達といわれる人と違うかをあげていくことは本当にＡＳＤを理解することになるのだろうか。逆に、定型発達の人がどうやって〝定型〟になっていくかを考えることが、ＡＳＤを理解するうえで重要かもしれないと考えるようになった。

そんな折、それまで共通語を話していたＡＳＤの子どもが方言を話すようになったとの情報が寄せられた。前書で取りあげたＡＳＤのかず君も「最近方言を話すようになった」と、お母さんから聞いた。

「……!?」

彼らに、いったい何が起きたのだろう。それまで積みあげてきた議論や解釈はどうなってしまうのか（前書の刊行で満足している場合か？）。そのことを整理してまとめてみようと、今回再びキーボードを叩きはじめた次第である。

◆目次◆

目次

第Ⅱ部　新たなる謎

第Ⅰ部

自閉スペクトラム症の振る舞いと認知の謎

第1章

音声の絶対音感者

音声の絶対音感者説

前書が出て半年後の2017年9月、東京大学で音声認識や音声合成などの技術を研究されている峯松信明先生から「自閉症の音声言語獲得について」と題するメールが届きました。先生は、自閉スペクトラム症（ASD）が〝家族〟のことばではなく、〝テレビ〟のことばに影響を受けやすいのではないかと以前から考えておられたそうです。

このメールがきっかけで、先生が関わっておられる「自閉症と音声」研究会でASDの方言不使用について発表することになり、研究室を訪ねました。その際、峯松先生から出されたのは自閉症の方言不使用についての新たな視点でした（峯松、2008／峯松、2013／最相、2012／峯松・櫻庭・西村・喬・朝川・鈴木・齋藤、2011）。

初めて出会った人と話をしても同じ言語圏の人であれば、その人が何と発音しているかわかります。その人は、こっちを見て口を動かしています。その声は私には「おはよう」と言っているように聞こえます。このことは一見単純なことのように見えます。

しかし峯松先生によれば、誰の声に対しても正しく「おはよう」と認識する機械を実現するのは、音声研究ではとても難しかったそうです。同じ「おはよう」でも、発声する人によって音の音色は変わります。人の声を特徴づけているフォルマント周波数といわれるものは声道（喉）の長さや形状に関連していて、背の高い人と低い人では物理的に異なっています。男と女、体格、年齢などを考えるといろんなパターンの「おはよう」の音があることになります。いままでの音声認識処理では、それぞれの音は別物として処理しました。では、話し手が誰であっても「おはよう」と機械に認識させるためにどうしてきたのでしょう。主たる方法は、まず多数の声のサンプルを集めます。一人ひとり、声は音として異なりますから、多人数の「おはよう」は、ばらつきをもった声（音）の分布となります。このように「おはよう」という音声をぼかして捉えているのです。あるメーカーでは、35万人以上のデータを集めたことを宣伝していたこともありました。これに対して峯松先生は違和感をもたれました。

子どもは、35万人の声を聞いて初めてことばが聞き取れるようになるのか。無人島に流れついた夫婦から生まれた子どもが、父と母の声しか聞いたことがないとしましょう。その子どもでも、帰国したときに声をかけてきた人が何を言っているかわからないなどということはないでしょう。なぜ、私たちは初めて出会った人の話すことば「おはよう」を理解できるのでしょう。人の発話を聞いてもその声を単にまねできるだけでは十分ではなく、「お」「は」「よ」「う」という音韻が含まれていることがわからなければなりません。

人が行う音声の模倣は、音そのものの模倣ではありません。子どもが、家族に「おはよう」と言う場合、声色をまねてオウムのように「オハヨウ」と言っているわけではありません。家族の「おはよう」の共通項のようなものを取り出して、それを自分の小さな口で再生していると考えるのが自然でしょう。取り出した共通項を自分なりに発話しているのです。

音声の模倣というのは動物ではまれなものです。一部の鳥、クジラ、イルカなどで見られるぐらいで多くの動物の模倣は、基本的には音響的な模倣、声帯模写的なものです。九官鳥を思い浮かべていただけるとわかりやすいでしょう。毎日、「おはよう」と話しかける飼い主の声色をまねるように「オハヨウ」といいます。霊長類では音声模倣ができるのは人間だけです。

興味深い実験結果を峯松先生に教えてもらいました。世界一の巨人のような太い声、世界一の小人のような細い声となると、母音だけを個別に聞かせた場合には、それを同定するのは困難なのです。ところが、音を単語のような連続の音（ただし無意味なモーラ列）にして聞かせた場合には、その無意味語に含まれる母音を当てることができ、復唱したり書き起こすこともできます。

個別の音声を音韻として同定するのは難しいのに、音の連なりとなると同定できるようになる。どうしてでしょうか。

峯松先生は、ここで音の高さに関する絶対音感と相対音感から話を展開します。

絶対音感のある人は、比較になる音を提示されなくてもその音名を答えることができます。このような人にとっては、あるメロディを聞いたときにも、それぞれの音を固有の音名として認識できます。キーが変わればそれぞれの音を絶対的に同定できるので譜面に起こすと違うものになります。

相対音感の人も、メロディを認識することはできます。そして、そのなかには、それぞれの音を言語化できる人と言語化できない人がいます。言語化できる人とは、メロディをドレミで表現でき

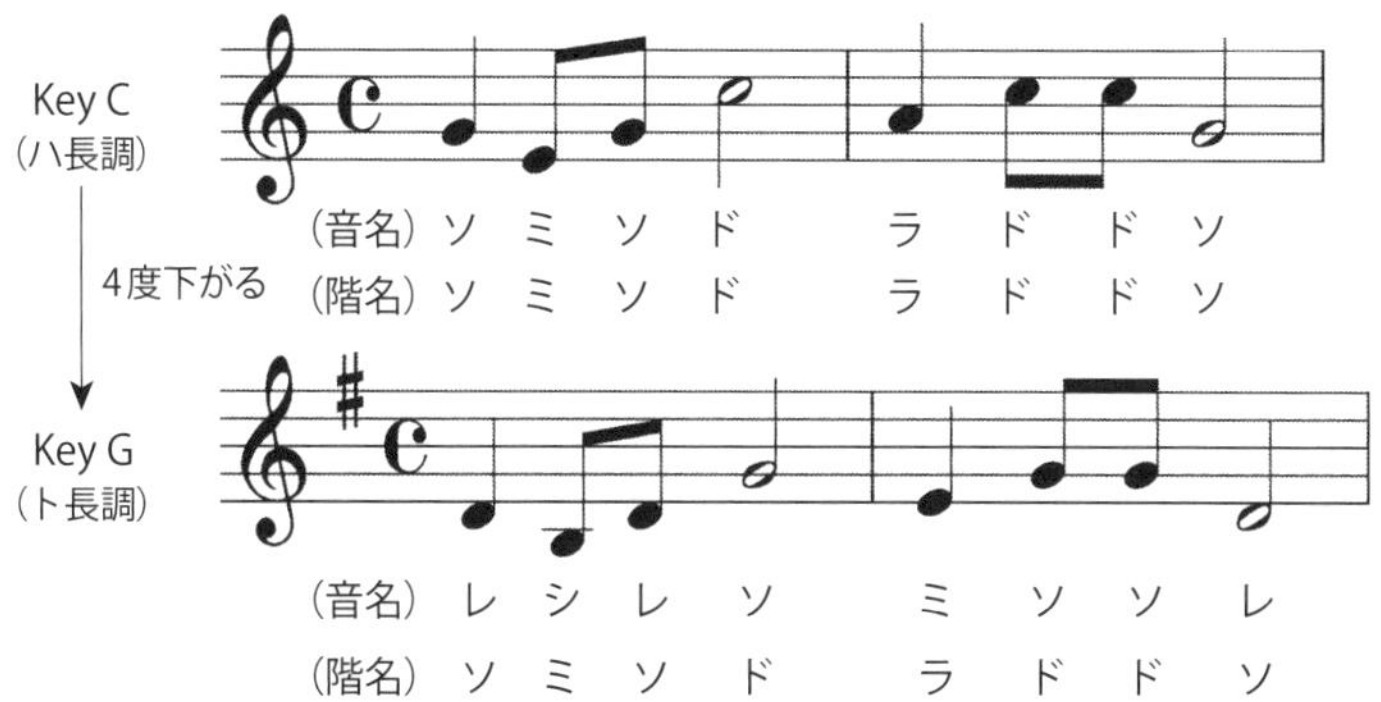
Key C
（ハ長調）
（音名）ソ　ミ　ソ　ド　ラ　ド　ド　ソ
4度下がる
（階名）ソ　ミ　ソ　ド　ラ　ド　ド　ソ
Key G
（ト長調）
（音名）レ　シ　レ　ソ　ミ　ソ　ソ　レ
（階名）ソ　ミ　ソ　ド　ラ　ド　ド　ソ

図 1.1　キーが違う同じメロディの音名と階名の例

る人です。しかし、絶対音感をもつ人と違って、メロディ（音の高さの関係性）が同じならキーが違っても同じドレミ（階名）として表現してしまいます（図1.1）。キーが違う（つまり音の周波数は違う）のに同じ階名（図1.1：ソミソド）と認識してしまうので、高いキーの第1音（音名としてのソ）と低いキーの第1音（音名としてのレ）も、階名としては同じソとなります。そして、周波数的には同じ高さのはずの音、前の例でいえば、高いキーの第1音と低いキーの第4音が、高いキーではソ、低いキーではドだと認識されます。この人たちは、音の絶対的な高低ではなく、音の高低差でドレミを同定しています（図1.1）。

　メロディを聞いて音名で書き起こすことができる人（絶対音感者）は、一つの音に対して、その音名を言えます。ですが、メロディを階名で書き起こす人（相対音感者）は、一つの音だけだと他の音との音高の関係性が使えないため、階名を言うことはできません。ですが、音を連ねると、「あ、ソーミソドーだ」と言い当てることができます。先ほどの巨人と小人の母音の実験と似ています。峯松先生が、母音実験の結果に対して、絶対音感・相対音感を持ち出した理由がここにあります。

さらに言語化が難しい相対音感の人もいます。このタイプの人たちは、メロディを口ずさむことはできますが、「ラーララー」（図1.1）と言うだけで音に階名を付けることもできません。どれがドなのか、ソなのか、わからないという人です。

メロディを聞いて口ずさむことは、どのタイプの人もできます。ただし、絶対音感の人が厳密に各音の高さを絶対的に認識して命名できるのに対して、言語化できる相対音感の人は音の高低関係にもとづいて各音を認識し命名します。言語化できない相対音感の人は音の高低の関係はわかりますが、各音が何かまでは言えません。

峯松先生は、この絶対音感、相対音感を音声（の音色）に当てはめて考えていきます。最初に考えられたのは、三番目のタイプでした。メロディのなかの音を言語化できないを、音声を音韻化できない、つまり音韻列として認識できないと読み替えます。たとえば、単語（音声）を聞くときには音の関係性で理解している。また関係性にもとづいて再生することもできる。つまり「おはよう」を「おはよう」と模倣できます。でも、その単語にどのような音韻（「お」「は」「よ」「う」）が含まれているかを言うことはできない。すると「音声言語は流暢だし雄弁。頭はよいかもしれない。でもなぜか本が読めない、手紙が書けない」となるでしょう。これは、音韻性のディスレクシア（学習障害の一つで読み書きの障害）の方々の所作とよく似ています。ですが、峯松先生はディスレクシアについてそれまではご存知ではなく、知り合いの言語聴覚士の方に聞いて、自分がディスレクシアにたどりついたことに気づき、大変驚かれたそうです。

一方、言語化できる相対音感者がメロディを音高の関係性として捉えたうえで命名を行っているように、単語の音（音色・声色）を関係性として捉えることで、発話した人の声の音声的特徴が違っていても共通の音韻として捉え、命名することができる人もいます。つまり「おはよう」を一連の音の塊ではなく「おｰはｰよｰう」という音韻の連鎖として捉えられます。聞いた単語を文字に起こせと言われればこれもできる。多くの人がこのタイプでしょう。

さて、ＡＳＤについてです。

峯松先生は、絶対音感をもつ人のように音の絶対的特徴で音声を聞く人がいたらどうなるだろうかと想像してみました。人の話し方を模倣するにしても、音声の模倣ではなく、音響的・声帯模写的模倣になるのではないか。また、母親の話は理解できても他の人の話の理解が困難になるのではないだろうか。

さらに、音声を獲得したとしても、方言ではないかもしれない。なぜなら、家族が毎日話しかける「おはよう」は、その日の機嫌や状況によって変わってきます。一方、テレビのコマーシャルやアニメの主人公のかけ声は、音響的にまったく同一の音が繰り返し提示されます。ニュース番組の冒頭のあいさつなども、音響的に同一ではないですが、音として非常によく似た声が繰り返されます。音声をその絶対性にもとづいて記憶する傾向にある場合、「あっ、あの時の声だ」と認識しやすくなるのは、こういう音声でしょう。つまり、音声的特徴がさまざまに変化する周囲のことば（方言）の音声は獲得できないが、音声的特徴の変化が少ないメディアからのことば（多くは共通語）の音声は獲得しやすい。話しことばを絶対的な音声の特徴で捉えているため、方言を含めて個人差や状況に応じて変わってくる音声のなかから同じ情報の「おはよう」を同定することが難しくなるのではないかと考えました。そこで峯松先生は、手記や詩集を出版するＡＳＤの青年やアメリカの女性動物学者で高機能自閉症のテンプル・グランディンさんに会いにいき、彼らのことばの特異性と自らの解釈を重ね合わせていきました。グランディンさんに、「なぜ、家族のことばではなく、テレビのことばをよくまねるのですか？」と聞いたところ、「家族の声はいつも変わる。テレビは変わらない声を届けてくれる」と言われたそうです。

　峯松先生がＡＳＤと方言に関心をもたれた経緯はこのようなものでした。ＡＳＤの方言不使用に関して、音声処理の特性が方言の習得を困難にしているのでは、という解釈は以前からありました。それはＡＳＤにとっては共通語の音声的特徴が方言より処理しやすいのではないかなど、ことばそのものの差に原因を求めるものでした。しかし、もともと東京の一方言を基盤にした共通語が、全国の他の方言よりも音声的にＡＳＤにとって処理しやすいものであったとは考えられないため、この解釈を採用しませんでした。一方、峯松先生の解釈は方言と共通語が使用される状況に焦点を当てているという意味で異なります。方言を周囲の人々のことば、共通語をメディアなどのことばとみなす点では、私の解釈に通じる部分があります。

この解釈はASDで見られるエコラリア（オウム返し）や独特な話し口調についても説明を与えてくれるようですし、ASDの人が時に報告している「方言が聞き取れない」現象も説明できる可能性もあります。

三つの要因

峯松先生の「音声の絶対音感者」説は、ASDの方言不使用という現象について、新たな解釈を提示しています。

松本・崎原・菊地（2015）は、方言主流社会の子どもは、周囲の人から方言、メディアからは共通語を聞くという環境にあると指摘しました。周囲の人々のことば（方言）を習得するためには他者の意図を理解することが重要（トマセロ、2008）だが、意図理解に問題を抱えるASDではこれが困難になり、テレビやDVDの繰り返されるセリフなどを意図理解が不十分なままに模倣や連合学習によってパターンとして身につけていくというものでした。そして、より年長のASDの場合には方言のもつ社会的機能（心理的距離の近さを表す）が理解できていないために方言を使えないのだろうというものでした（松本・崎原・菊地、2013）。

「音声の絶対音感者」説は、ＡＳＤは話しことばを（絶対的な）音の特徴で捉えるため、話し手の違いや状況によって変わる声に含まれる同一の情報（語形・音形・ゲシュタルトなど）を抽出することが困難になるとみなします。同じ単語であっても状況などによって変化する周囲の人々のことば（方言）は習得されず、常に同一の音声的特徴で提示されるテレビなどのことば（共通語）を習得していくというものです。

すると、ＡＳＤの方言使用・理解の問題の背景には、意図理解などの不全（松本他、２０１５）、方言の社会的機能の理解困難（松本他、２０１３）に加えて、音の聞き取りの問題も関わっているかもしれません。

整理すると次のようになります。

①音声の絶対的特徴にもとづく音声の聞き取り。
②意図理解などの不全による周囲の人々のことばの習得の困難。
③方言の社会的機能の理解・適用の困難。

私は、幼児期のＡＳＤの方言不使用については、②意図理解などの不全による周囲の人々のことばの習得の困難、より年長のＡＳＤの方言不使用は、③方言の社会的機能の理解・適用の困難をその原因だと考えました。①の音声の絶対的特徴にもとづく音声の聞き取りは、②に先立って生じていることのように思えます。

これら複数の要因が重なり合って、「自閉症は方言を話さない」という印象を生んでいるのかもしれません。

逆にいえば、周囲の人々のことば（方言）を適切に理解して使用できるためには、周囲の人々の音声を適切に聞き取り、意図理解などにもとづいてことばを習得し、ことば遣いのもつ社会的意味を理解することが必要といえそうです。

第2章

自閉症は熊本弁がわからない

自閉スペクトラム症の方言理解

多くの方からも質問を受け、私自身も「自閉症は方言を話さない」という研究の弱点だと考えていた問題を次に取りあげます。

自閉スペクトラム症（ＡＳＤ）の方言不使用の研究を発表するなかで、必ず出された質問・疑問として、

「知的障害を有しないＡＳＤの場合にも同じことが起きているといえるのか」

「方言の理解はどうなのか」

というものがありました。

私たちが行った方言使用についての印象調査は、主に特別支援教育に関わる教師を対象に、地域・地域の子ども・知的障害（ＩＤ）児者・ＡＳＤ児者の方言使用について尋ねたものでした（松本・崎原、２０１１／松本・崎原・菊地・佐藤、２０１４）。

最初の疑問は、対象になった教師がイメージしたＡＳＤ児者とは知的な遅れをもった人だろうという指摘です。これらの調査は２０１３年以前に行ったもので、当時の特別支援教育に関わる教師（特別支援学校や特別支援学級で勤務）がＡＳＤとして思い浮かべたのは、知的な遅れを伴うＡＳＤの児童生徒だったかもしれません。

方言語彙使用の調査は特別支援学校（知的障害）で行ったものです。知的障害とＡＳＤの診断（あるいは教育判断）がある児童生徒と知的障害はあるがＡＳＤの診断・判断はない児童生徒（非ＡＳＤ）との比較でした。

つまり、これらの調査は知的障害とＡＳＤをあわせもつ児童生徒が方言を使わないことを表していても、知的な遅れがないＡＳＤの方言使用については明らかにしていないという指摘がありました。

また、方言を話さないとしても、方言を理解できないとは言い切れません。私は、津軽に暮らして20年になり、昔に比べればかなり津軽弁を理解できるようになりました。しかし、使うことはほとんどありません。使わないことが理解できないことを意味するわけではないでしょう。

ＡＳＤの人は実は方言を理解できているのだが、なんらかの理由で使わないだけではないかという解釈は成り立ちます。実際、前書が出たあと、ネットでのコメントなどを見ていると当事者を名乗っている人のなかに、「方言は正しくないことばだから使わないできた」と言っている人もいます。

同様に方言を使っているから理解できているとも言い切れません。使えている場合には、ある程度は理解できているのだろうと考えてしまいます。でも、周囲の人々と同じように使っていたからといって正しく理解できているかどうかには疑問が残ります。エコラリア（オウム返し）的に使っていたり、誤解して使っている可能性もあります。

これらの疑問に対する答えを与えてくれるのが、菊池（２０１８）の「自閉スペクトラム症児における方言理解と待遇表現の特徴――熊本弁を題材に――」という研究です。

この研究は、知的障害をあわせもたない情緒障害児通級指導教室に通うＡＳＤの生徒15名（小学4年～6年、全員男子）と通常学級に在籍する定型発達の４年生児童27名（男子11名、女子16名）を対象に行われました。録音した熊本弁の男女による会話を一文ずつ子どもたちに聞かせて、「標準語（共通語）に直すよう」に求めます。

使われた文章としては、

「えらい、むしゃんよか、かっこして（すごく、かっこいい、服を着て）」

「そぎゃんね、ごぎゃん、ぬっかと、のさん（そうですね、こんなに、暑いと、気が重い）」

「じんな、なん、いいよっと、こるは、おるが、とっとっと（あなたは何を言っているの、これは私が確保しているのです）」

などがあります。

実験は、定型発達（以下ＴＤ）の子どもたちには集団で行われましたが、ＡＳＤの子どもたちには注意の問題を考慮して個別に実施されました。

刺激として使われたのは54節（単語）からなる20の文章です。子どもたちの回答は、節ごとに「理解できている」3点から「まったく理解できていない」0点で評定されます。54節×3点なので満点なら１６２点となります。評定を行ったのは熊本出身者2名で、意見が分かれた場合は第

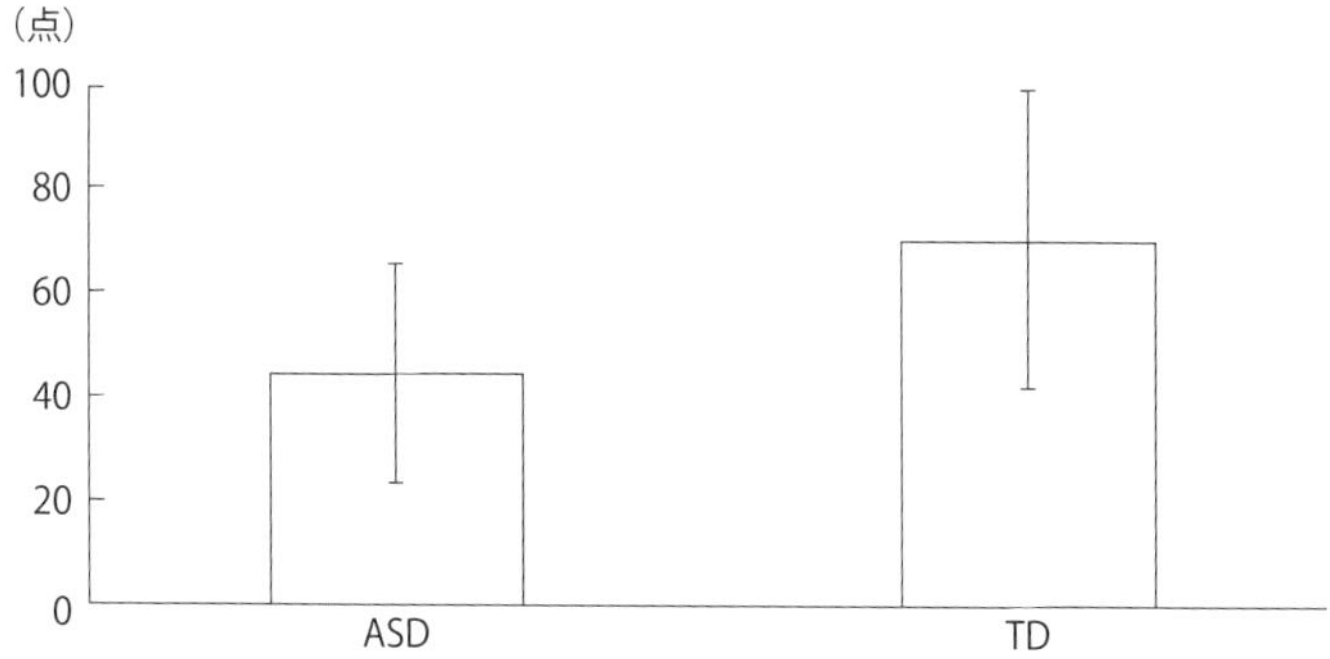

図 2.1　ASD児とTD児の方言理解実験での平均得点
（菊池，2018）

三者に意見を求めて決定しました。

結果は次のようなものでした（図2.1）。ＴＤ群の平均得点は70・5点（12点～124点）でしたが、ＡＳＤ群の平均は44・5点（0点～87点）で両群の間の差は有意なものでした。

品詞ごとに分けて平均点を求めた結果は、形容詞、副詞、連体詞で有意な差が見られました（図2.2）。特に、形容詞と副詞でＡＳＤ群とＴＤ群の差が顕著でした。菊池は、この点に着目して、「社会的機能を強く有している品詞において有意差が認められたことは、ＡＳＤの方言理解の乏しさが心理的距離の調整という社会的機能の困難から生じていることを推測させるものである」（菊池、２０１８）と述べています。方言を共通語に翻訳するという課題の結果からは、知的な遅れのないＡＳＤでさえ方言理解がＴＤの子どもに比べて弱いことを示しています。

では、知的な遅れのないＡＳＤの方言使用についてはどうなのでしょうか。前書でいわゆる「アスペルガー」と

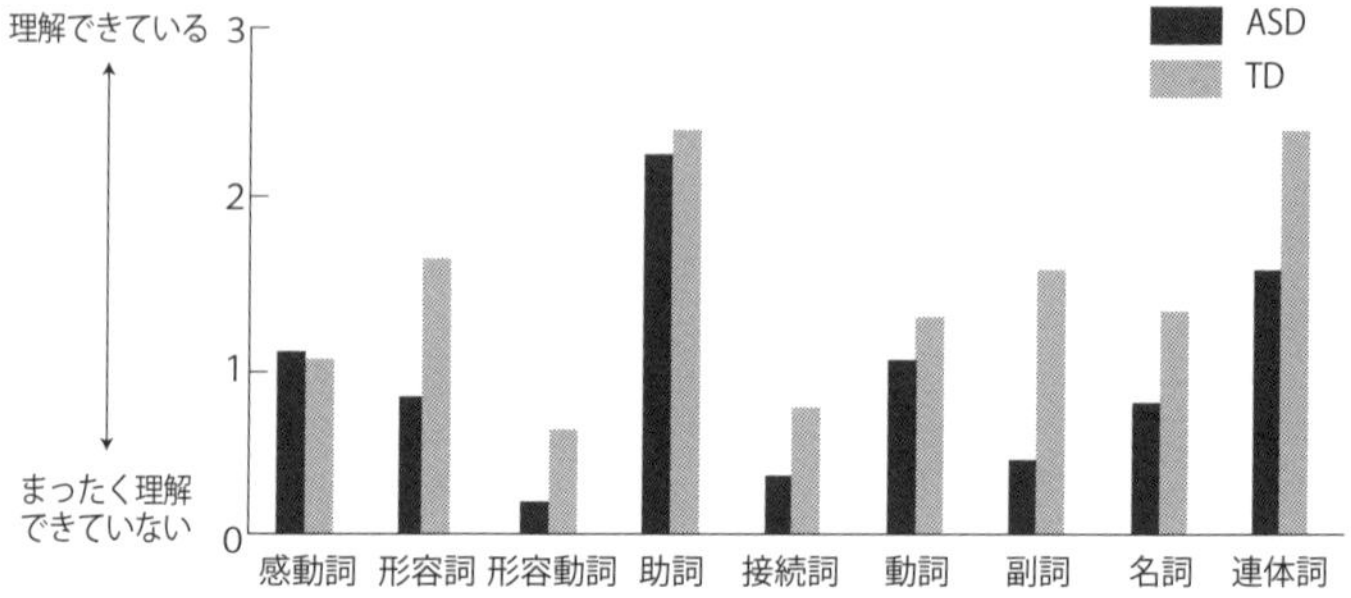

図 2.2　品詞ごとの平均得点の差
（菊池，2018）

いわれる人は、方言を使っていたとしても状況や場面に応じた柔軟な使い分けには困難を抱えるだろうと述べました。このようなことはあるのでしょうか。実は、このことはことば遣いのルールに関わることになります。これについては菊池（２０１８）の第二実験が興味深い示唆を与えてくれています。次の章で触れることにしましょう。

第3章

人はどうやってことば遣いを選ぶのか

——社会的関係性と心理的関係性

対人関係とことば遣い

知的な遅れのない自閉スペクトラム症（ASD）の人の場合、方言を使っていても状況や場面に応じた柔軟な使い分けは難しいだろうと前書で述べました。ここでは、そのようなことば遣いのルールについて検討していきたいと思います。まずは、菊池（2018）の第二実験を手がかりにしましょう。

もしASDの方言不使用という現象がことばの社会的機能の理解不全によるなら、方言と同じように社会的機能によって使い分けしなければならない敬語（敬体）とタメ口（常体）の使い分けでも同じような差がASDと定型発達（TD）の間にも見られるだろうと仮定して行われた実験です。とても興味深く日常でASDの人と接するときによく感じることば遣いの違和感と重なる部分が多いので、少し詳しく説明しましょう。

対象となったのは、知的障害をあわせもたない通常学級あるいは自閉症・情緒障害支援学級に在籍する自閉症スペクトラム障害（アスペルガー障害を含む）の診断がある小学2年から6年の男子15名とTDの小学校4年から6年の20名（男子19名、女子1名）です。

この実験では「依頼場面」、「道案内場面」、「謝罪場面」の三つの場面が設定され、各場面で対象児に話しかける人物としては「同年齢の友だち」、「知らない大人・先生」、「家族」が設定されています。

「依頼場面」は時間を教えてほしいと依頼される場面で、自分は時計を持っていないということになっています。

「道案内場面」は教室・保健室・校長室などの場所を尋ねられる場面で、詳しく道案内をするようにと条件が追加されています。

「謝罪場面」は「お風呂掃除を忘れていた」、「みんなを待たせている」、「黒板を消すことを忘れていた」ために叱責を受ける場面で、理由を述べなければなりません。さらに、話しかけてくる相手の話し方は「敬体」、「常体」、「方言」の3種類です。

たとえば、依頼場面で相手が友だちの場合、「いま何時」なのかを尋ねてきます。それに対してどう答えるかを口頭で報告してもらいます。ただし、友だちの尋ね方には、

敬体「いま何時か教えていただけませんか?」
常体「いま何時?」
方言「いま何時か教えてくれん?」の3種類があります。

道案内場面で相手が知らない大人の場合、尋ね方は、

敬体「保健室はどこですか?」
常体「保健室はどこ?」
方言「保健室はどけあって?」の3種類です。

謝罪場面で相手が家族の場合、尋ね方は、
敬体「お風呂掃除しておいてくださいと頼んだでしょう。何をしていたのですか」
常体「お風呂掃除しておいてって頼んだじゃん。何してたの」
方言「お風呂掃除ばしとってって頼んだたい。なんばしよったと」の3種類です。

つまり、場面3条件（依頼場面、道案内場面、謝罪場面）、相手3条件（同年齢の友だち、知らない大人・先生、家族）、課題文3条件（敬体、常体、方言）の組み合わせで、このように話しかけられたときにどう答えるかを尋ねます。

パワーポイントを使ってイラストを提示するとともに録音した課題文が再生されます。子どもの回答は「敬体」、「常体」、「方言」の三つに分類して分析されます。

結果はどうなったでしょう。

相手が知らない大人・先生や家族の場合にはTDとASDでは差が見られませんでした。ところが、相手が友だちの場合にだけASDとTDで差が見られたのです。

時間を教えてほしいと頼まれたとき（依頼場面）にASDでは常体で答える割合が高く、方言は使われていません。叱責を受けて謝るとき（謝罪場面）では、逆にTDよりも方言の使用が多くなっています。TDは8・8％ですが、ASDは15・4％でした。TDは保健室などの場所を教えてほしい（道案内場面）と尋ねられたときに、敬体が多く常体や方言での回答は少なくなっています。方言はTDでは1・8％でしたが、ASDでは7・7％となっています（図3.1）。

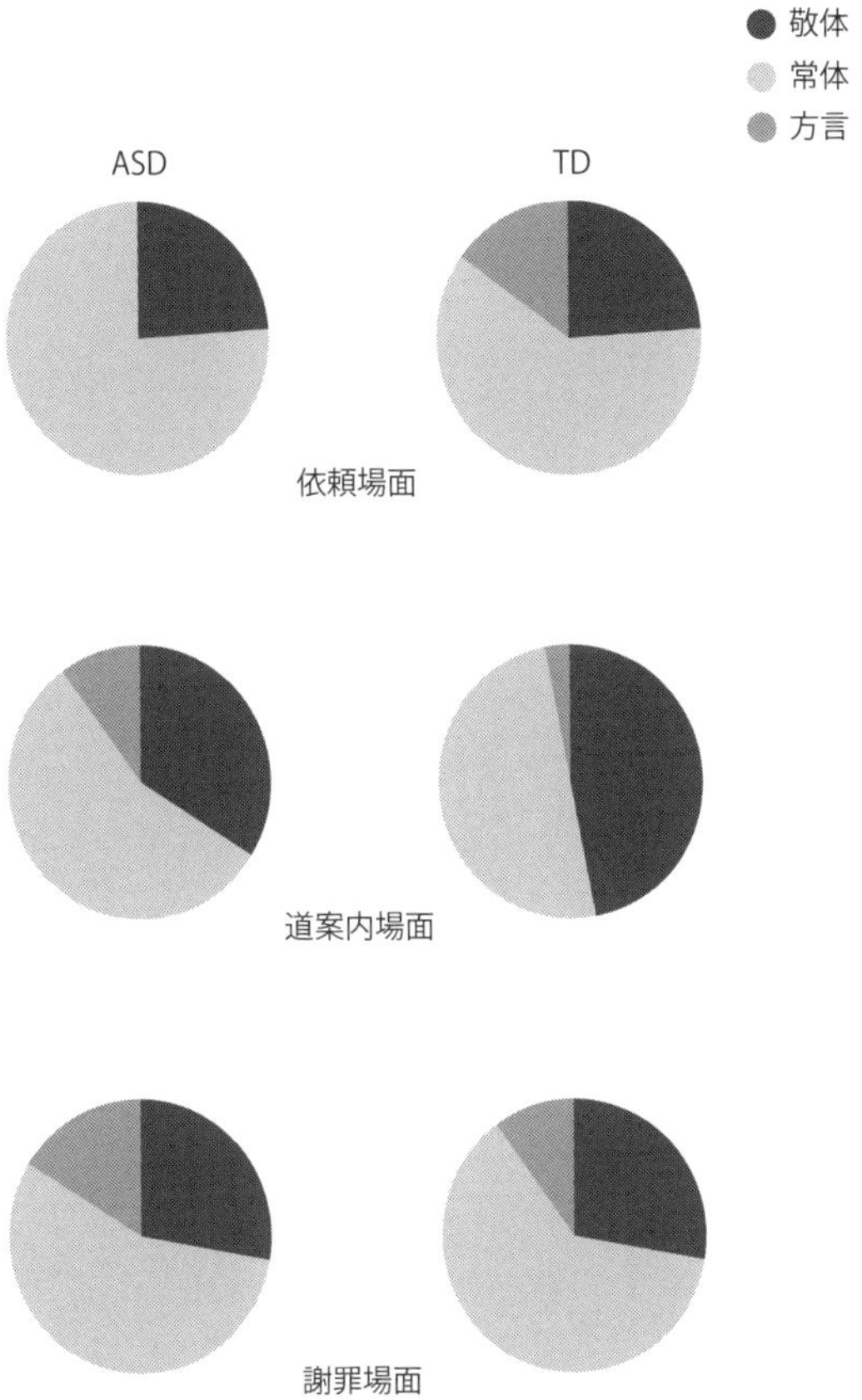

図 3.1　ASDとTDの友だちへのことばの使い分け
（菊池，2018）

この結果からは、「ＡＳＤは方言を話さない」と単純には言い切れないようにも思えます。データのなかで特に興味深いのは、相手が友だちの場合のみＡＳＤとＴＤの間で差が見られたことです。ＡＳＤの子どもがＴＤとは異なる特徴的な表現をしてしまうのは、相手が友だちという「いわば対等な立場で会話する場合に限られる」（菊池、２０１８）ようです。相手との人間関係が明白な場合にはＡＳＤの子どももＴＤの子どもと同じようなことば遣いができるのに、相手が友だちというような関係が曖昧な状況になると、どのようなことば遣いをすればよいかがわからなくなると考えられます。

似た話を発達障害当事者の会で聞いたことがあります。「先生、上級生、下級生というのは、上下関係がはっきりしているので、どんなふうに話しかけたらいいかがわかりやすい。でも、同級生との関係って同じかっていうとそうじゃなくて力関係というのがあって、それに応じてことば遣いを変えなきゃいけないらしくて、それがわからずタメ口で話したらあとで大変なことになりました」というのです。

二十代後半になって大学に入り寮生活をはじめたあるＡＳＤの青年は、寮の学生が上級生も含めてみんな敬語で話しかけてきて、「（同学年であっても）年上の人には、敬語を使うのが常識」と初めて知ったそうです。ただ、誤解のないようにいっておきますが、この人はふだんからとても丁寧な話し方をする人です。年長者に対しても適切な話し方ができています。

この研究における道案内場面でのＡＳＤの回答も特徴的です。ＴＤの子どもよりも方言を多用しているのです。道案内が必要なほどその地域に不慣れな人に対して、その地域でしか使われないことばを使っています。ふつうなら、「ああ、教室の場所を聞いてきたということは、この場所に不慣れな人」と相手の知識を推論し、「熊本弁で話しても通じないかもな」と考えそうですが、相手の知識を推論して、それにもとづいて相手が理解できることば遣いを選ぶということがうまくできていません。

前書でいわゆる「アスペルガー」といわれる軽度のＡＳＤの人のなかには方言を使う人もいること、ただしそのような人は方言を使っていても相手や状況、そして心理的距離の変化に応じて適切に使い分けることは困難であろうと述べました。どうやら、この実験で対象になった知的な遅れがないＡＳＤでは、相手との関係性や状況が明白でことばの使い分けにあたってほとんど自由度がないような場合には、ＴＤとの差は見られないようです。一方、相手との関係が明示的ではなく、個別の人間関係、特に心理的な親和性の差（心理的距離）によってことば遣いを変えなければいけない状況では、必ずしも適切なことば遣いを選ぶことができないのでしょう。

社会的関係と心理的関係

菊池（２０１８）の第二実験によれば、対人関係が明白な場合には、ＡＳＤとＴＤで相手へのことば遣いには差がありません。一方、相手が友だちで関係性が曖昧な場合には、ＡＳＤとＴＤとの間でことば遣いの差が現れます。ここでいう関係が明白な場合とは、話者にとってそのことば遣いが社会的役割など外的制約によって選択が限定されている場合です。一方、友だちでは上下関係は建前上はないことになっています。この場合は、話し手は自分が考える相手との心理的距離によってことば遣いを自由に決めることができます。

ことば遣いの問題、特に敬語の問題は言語学のなかでも取り扱われていますが、社会言語学的な立場からと語用論的な立場からでややアプローチが違います。前者のように主に社会的な要因が濃厚な場合には社会言語学的な話題になり、後者のように心理的な要因によってことば遣いを自由に選択できる場合は語用論の議論とつながってきます（滝浦、２００８）。つまり「一応の区別としては、社会的慣習に従う言語使用であれば社会言語学の領域、それを破ることを含めた個人の意識的な選択に基づいた言語使用であれば語用論の領域」（堀田、２０１５）となるそうです。

そうすると、相手との関係性にもとづくことばの使い分けのルールは、少なくとも二つあることになります。一つは、先生と生徒、上司と部下、店員と客などのような明白な関係にあるときです。この場合、そのことば遣いは社会的な関係（立場）で社会的慣習として自動的に決まります。そのため、話者にはことば遣いを選ぶ自由はほとんどありません。

もう一つは、相手との親しさなど個人同士の心理的関係にもとづいたことば遣いの選び方です。この場合には、個別に当事者である話者が自分が考える相手との心理的関係によって自由に意識的

表 3.1　社会学的アプローチと語用論的アプローチ

	社会言語学	語用論
外的制約／意図性	外的制約	意図的
選択	限定	自由
対象	一般的社会	個別の関係
心理的関係の理解	不要	要
ルール	明示的	暗黙
ASD	可	困難

に選ぶことができます（表3.1）。

前書のなかで、ポライトネスという考え方について触れました。ブラウン・レヴィンソン（２０１１）が提案した理論で、聞き手がそのような話し方をされて気持ちがいいかどうかという「対人関係調整機能」に焦点を当てたものです。そして、佐藤（２００２）の方言の社会的機能説もこれに近いものです。方言主流社会では、相手や状況によって共通語から方言までグラデーションのように使い分けており、この使い分けは話し手が考える相手との心理的距離を表していると考えられます。そして方言を使うことは、相手との心理的距離が近いことを表しています。

実は心理的距離が近い相手であっても、個人的な心理的関係よりも社会的関係が優先する場では、公的なことば遣いが使われます。直前までタメ口で話していた同僚が、会議がはじまった途端に「では、山下さん。この提案についてのご意見を聞かせていただけませんか？」などと改まった言い方になるでしょう。ここでは、個人的な関係が変化したからことば遣いが変わったわけではありません。社会的（この場合は公的な）関係性にもとづいてことば遣いを変えたのです。しかし、会議が終わると再びタメ口に戻るでしょう。ことば遣いは、人と人の関係性を表しているという意味で社会的ルールです。一方では社会的に明白な立場といえるもので決まる場合と、他方では個人的な心理的関係を表す場合があります。日常のなかで、どちらが優先するかを私たちは判断していかねばなりません。同じことば遣いであっても、前者のルールにもとづいてなされたから丁寧な物言いになったのかもしれませんし、後者のルールによって心理的に距離をおきたいと思ったからそのようなことば遣いをしているのかもしれません。

私たちは、ことば遣いのなかに相手と自分との社会的および心理的関係性を反映しますし、相手のことば遣いから相手の考える自分との社会的および心理的関係性を推論します。

あるASDの人は、タメ口で話すのが苦手と言っていました。

「親しくなったからタメ口に変えろと言われてもタイミングがわからない。友だちと話していても方言を話さないため距離感があると言われてしまう」

あるASDの中学生は、相手によってことば遣いを使い分けることができます。しかし、お母さんによれば、「この子は、最初にその人に会ったときに使ったことば遣いを使い続けます。相手と長くつきあってきたから、もっとフランクに話してもいいのにそうならないし、逆に相手のようすや状況から丁寧に言った方がいいのにそれができません」となるのです。

ASDの言語の問題として語用論上の問題があげられますが、菊池（2018）のデータと考え合わせると、少なくとも知的な遅れがない、あるいは軽度のＡＳＤの場合には、明白な社会的関係性にもとづいたことば遣いはＴＤの人と同様に選べるが、相手と自分との心理的関係性の理解にもとづくことば遣いが必要になる場合には、ＴＤの人とは違うことば遣いをしてしまうことがあるようです。

第4章

なぜ、ごっこ遊びでは共通語を使うのか

子どもの方言と共通語の使い分け

方言主流社会の子どもは、ごっこ遊びにおいて方言と共通語を使い分けているという話があります。実は、幼児における模倣は言語コミュニケーションと強く結びついていて、ごっこ遊びを熱心にやる幼児ほど、1年から2年後にことばを多く使うようになっています（Eckerman & Didow, 1996）。いわゆるごっこ遊びといわれるものは、一連の流れやストーリーからなり、そこには状況、登場人物、筋などを含んでいて、言語および言語運用の発達を育むと考えられています（Christie & Roskos, 2009）。しかし、自閉スペクトラム症（ＡＳＤ）の幼児では、ごっこ遊びはあまり見られないか、限定的なものにとどまります。

共通語圏の子どもでも、ふだんの話し方とごっこ遊びで役を演じているときとでは話し方が変わります。クレヨンしんちゃんを演じていれば、独特な言い回しで「オラ、〇〇だぞー」と言うでしょうし、奥様役なら「そうざあます」となります。では、方言主流社会のふだんは方言を話している子どもが、ごっこ遊びのなかで共通語を使う人物（たとえば、セーラームーンやプリキュア）のフリをするときにはどうなるでしょうか。その人物が話す話し方（共通語）で話すのか、それとも方言で話すのか。あるいは決めゼリフはその人物の話し方をまねして共通語になるが、それ以外のセリフは方言となるのでしょうか。

津軽で成人女性に話を聞いたところ、子どものころ、ふだんは津軽弁を話しているのにごっこ遊びでセーラームーンを演じるとなると、「月に代わっておしおきよ」という定番のセリフだけでなく、他のことばも共通語になったというのです。役を演じているときには、ことば遣い全体が変わってしまうそうです。その後、自閉症と方言をテーマに発表や講演を行う機会があったときには、各地で方言話者だという方に、ごっこ遊びでセーラームーンやプリキュアを演じるときには方言を使っていたか共通語を使っていたか尋ねるようにしています。いまのところ、方言を使う社会であっても、「月に代わっておしおきやでぇ」とか「タキシード仮面がきんしゃったばい」と言うセーラームーンはいないようです。

松本（2016）は、青森県津軽地方の保健師に対してASDと定型発達（TD）幼児の方言使用に関する調査を行いました。そのなかで子どもたちがテレビのキャラクターの模倣をする際のことば遣いについて尋ねたところ、「共通語に近い」、「共通語」を用いているという判断が多く見られました。

ごっこ遊びにおける方言と共通語の使い分けについては、加用・新名・河田・村尾・牧（1996）の研究があります（これは前書執筆時に見逃していました）。彼らは、福井市・京都市・大阪市・鹿児島市の公私立保育園で調査し、出入り自由なごっこ遊び場面での3・4・5歳の子どもたちの発言を分析しました。調査者も、遊び仲間の1人として参加してメモをとりながら発言をテープレコーダーで録音するという手法での研究で、分析は次のように行われました。

まず、それぞれの地方の出身者（その地方の方言に精通している人）が、発言を方言、共通語、擬音・擬態語、変容語（発言の途中で方言から共通語に変化）に分類します。文字化した場合には共通語のように見えても発音やイントネーションが方言である場合もあることから、発音やイントネーションによって分類する方法を用いています。さらに、ごっこ遊びにおける発言を大きくはセリフとそれ以外の現実発言（枠発言・外発言）、そして混合発言に分けます。

枠発言とは、「ここ、病院やねんな。たくさん病気の人、来はんねんな」などの設定や役の割振りなどに関する発言です。

外発言とは、ごっこ遊びの枠を超えた発言で次のような例があげられています。

歯医者さんごっこをしていて、「あーんしてください（セリフ）」と、ある子の口のなかをのぞいた子どもが（本当に）虫歯を見つけ、「虫歯、見せて見せて」と大騒ぎになります。それぞれが虫歯の話をしはじめ、ある子が、「俺、銀歯の夢見た」との発言をきっかけに夢と銀歯の話題で盛りあがります。これらの発言は、歯医者さんごっこがきっかけですが、ごっこ遊びの文脈からは離れていますので外発言となります。ちなみに、このあと、「また来てください」と再び歯医者さんに戻った発言がなされています。

混合発言とはセリフと現実発言が入り混じった発言です。ここではセリフとして話すときとそれ以外で、ことば遣いに差があるかどうかを見てみましょう。

方言と共通語は、発言内容とどのような関係にあったのでしょう。3・4・5歳ともセリフ（あ

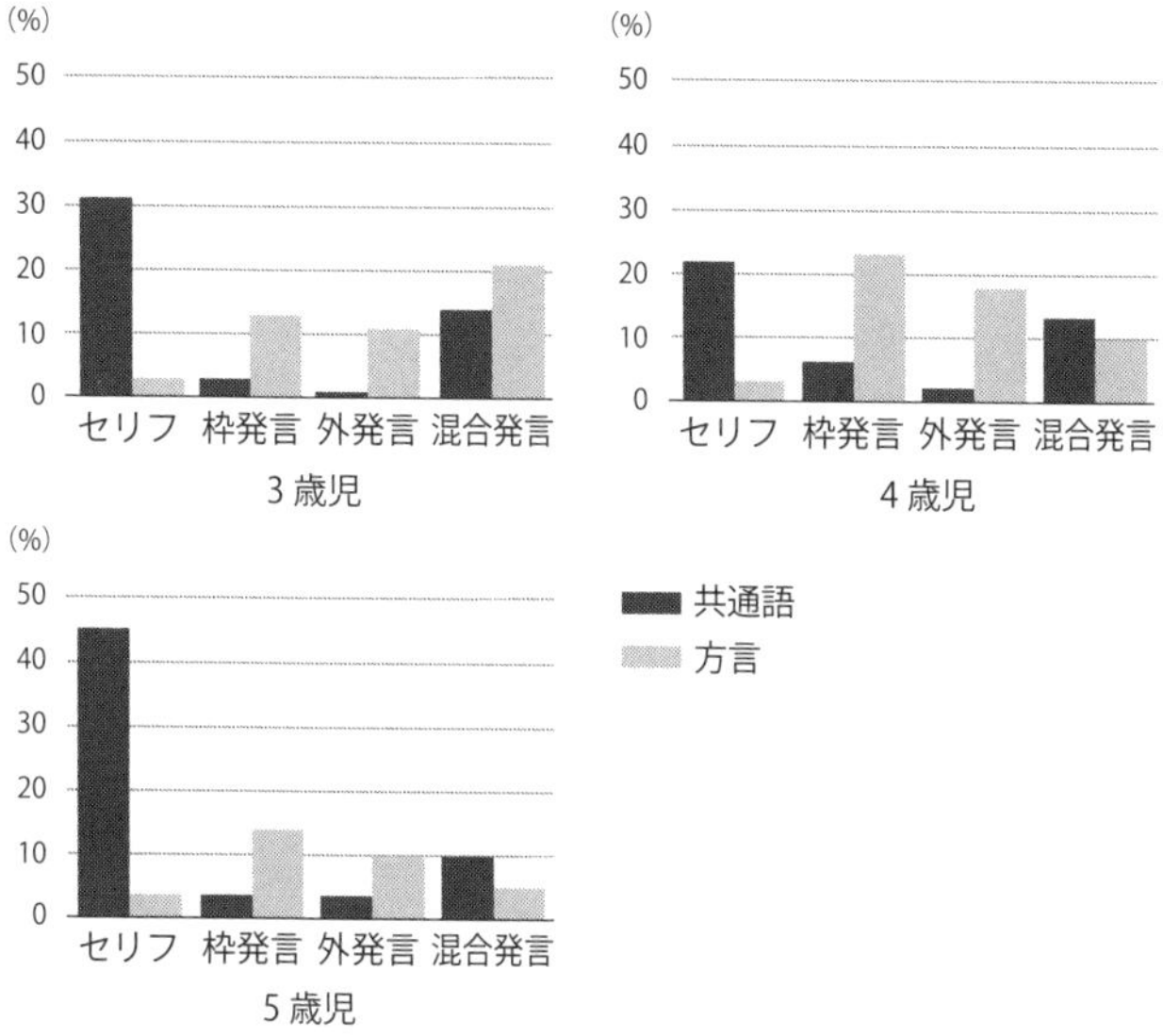

図4.1　ごっこ遊び場面での共通語と方言の使用
（加用他，1996）

る人物になっての発言）のなかの共通語の割合はすべての年齢で8割を超えていますが、方言は1割以下にとどまります。一方、枠発言および外発言になるとこの関係は逆転します。枠発言では方言が7から8割を占めますし、外発言でもほぼ7割以上が方言です（図4.1）。

3歳児でもセリフのときには共通語、素の自分のときには方言ということばの使い分けができているようです。これは、講演・発表の際に聴衆から得られた情報や松本（2016）が青森県津軽地方の保健師に対して行った調査の結果と一致します。

ふだん（素）の自分として話しているときには、家族や周囲の人々が話していることば（方言）を使うが、あるキャラクターを演じるときには、その人物が話していることば遣い（共通語）を用いる。3歳児でさえ、ことば遣いが人物のキャラクターを表現するうえで重要な手がかりだと知っているようです。

松本他（2015）は、ことばの習得や使い方を学ぶうえで他者を「それぞれ特徴をもった個人として捉えられるようになり、その人らしいことば遣いの模倣」をすることが重要な役割を果たしていると主張しました。このような自己化（小山、2012）と呼ばれる模倣は、他者の心的状態、考え方の特徴の把握などがその基盤にあります。

方言主流社会では、方言は家族の話すことばであるのに対して、共通語はテレビ・DVDなどから流れてくるという構図があります（松本他、2015）。TDの子どもは、周囲の人々やテレビに出てくる人物に対しても、その人物の意図を理解し自己化して捉え、そのことばや身振りを相手の意図や心の状態と関連して学習していくことができます。

ASDの子どもは、そのような意図理解・自己化にもとづく学習が困難であるため、周囲の人々の話しことばである方言の習得に困難を抱えます。一方、テレビ番組やコマーシャルなどの繰り返されるセリフあるいはDVDなど自発的に繰り返しが可能な媒体を通じてそのことばをパターンとして習得していく傾向があると考えられます。

ところがある方から次のような意見がありました。

「テレビ・DVDに出てくるキャラクターというのは子どもにとって特別に興味を引きやすい対象

で、しかもその人物のことば遣いなどは性格などを際立たせるために強調されている。場合によっては、独特の語尾を使うこともある。コロ助（テレビアニメ『キテレツ大百科』）の『○○なり』やおじゃる丸（テレビアニメ『おじゃる丸』）の『○○おじゃる』などがそうだ。アニメやテレビのキャラクターはことば遣いが強調されているから、そのことばを使うことになるのだろう。ふつうに自分のまわりにいる人物などのまねをするときには、このようなことばの使い分けなどは見られないのではないか」

そうでしょうか。

ドミニカの子どもたち

カリブ海のドミニカという小さな国で行われたPaugh（2005）の研究を見ていくことにしましょう。ドミニカといってもドミニカ共和国ではありません。ドミニカ共和国は人口１千万人を超える国ですが、ドミニカ国は人口７万人強の農業が主たる産業の国です。１６３５年にフランスが植民地化しましたが、１７６３年にはイギリスの植民地となります。イギリス領になる以前に少なくとも７回領有者が変わっています。

このような歴史をもつドミニカ国では、英語が公用語で主に都市部や政府・役所、学校など公的機関で使われています。しかし、最初にフランスが植民地化したこともあり、農村部の人々が話すのはフランス語をベースにしたパトワ語と呼ばれるクレオール言語です。

外国から来た貿易商人と現地の人々が意思疎通のために自然にできあがったことばとしてピジン語と呼ばれることばがあります。要件（貿易など）を満たせる程度の意思疎通でよいこともあり、文法も完成していませんし、発音や語彙なども個人によってかなり違います。そのため、複雑な意思疎通には向いていません。

ピジン語を話す人々の子どもの世代になって、このことばが母語として話されるようになった場合はクレオール言語と呼びます。クレオール言語になると、文法や語彙・発音は発達し統一されてきて言語として完成し、複雑な意思疎通が可能になります。

ドミニカ国ではパトワ語は17世紀にフランスが植民地化して以来、農村部の人々の口頭言語でした。首都のロゾーでは標準的な英語が話されていましたが、地方ではパトワ語や変種の英語が話されていました。数十年にわたって町の人々や役人たちは、パトワ語を貧しい人々や教養のない人々の言語として見下してきました。

しかし、1978年にイギリスから独立したのち、知的エリート層はパトワ語は国の発展にとって不可欠なものであり、パトワ語の再生に向けて努力すると表明しました。けれど、ことばは階層、出身地域（農村／都市）、教育レベル、ジェンダー、年齢、世代の違いを表す指標です。農村部の人々はパトワ語を使うと子どもの英語習得が妨げられ、結果的に子どもたちの将来の可能性が狭められてしまうのではと長年心配してきました。

そのため農村部の大人は子どもには英語でだけ話しかけるように努めていて、子どもの前ではパトワ語を話しません。ただし、大人同士で話すとき、特に感情を伴ったやり取り（罵《のの》しりや喜び、悲しみ）では、パトワ語を使います。それでも、子どもがそばにいるときには英語で話すようにしています。大人がパトワ語で話すのは、子どもがそばにいることに気づいていないときです。つまり、ドミニカ国の農村部の子どもは大人とは英語のみで話をするという環境におかれています。

このような状況におかれた子どもたちは、どのようなことばで話すことになるのでしょう。また、ごっこ遊びではどんなことばが話されているでしょうか。

ドミニカの農村部の子どもたちはふだんは英語で話しています。しかし、ごっこ遊び場面でのことばは演じる相手が誰かによって変わります。学校の先生のまねをするときには英語、農家の人やバスの運転手のまねをするときにはパトワ語というように二つのことばを使い分けます。学校の先生は、子どもに直接英語で話しかけているでしょうから英語なのはよくわかります。しかし、農家の人やバスの運転手からパトワ語で話しかけられる経験はほとんどないにもかかわらず、彼らのまねをするときにはパトワ語を使います。子どもは、偶然見かけたパトワ語を話す大人のようすをごっこ遊びのなかで柔軟にまねすることができるのです。子どもたちのごっこ遊びからは、日本の子どもたちと同様に役割を演じているときと素の自分のときでことば遣いが変わるようすが読み取れます。

ヘンリー（3歳）、タミカ（2歳7カ月）、ケンリック（2歳1カ月）の3人の子どもが、家族の目の届かない状況でバスごっこをしています。運転手役のヘンリーの「お乗りください」、「お降りください」、そして、乗客役のタミカの「乗ります」、「降ります」はパトワ語です。しかし、バスに見立てたソファーを動かす相談をするときは、「Just now」、「Henry move on that」と英語です。やはり2歳から3歳の子どもでさえ役割に応じたことば遣いがあること、そして現実的にどのように使うかを知っていることを示しています。

バスの運転手と乗客はふだんパトワ語で話しています。そして、子どもたちは外で遊んでいるときにバス停での運転手と乗客のやり取りを見かける機会があります。重要なのは、他者と直接的な交流がなくても他人が人と関わっている行動を見ることで、その言語を行動とともに習得して使えるようになるということです。

ドミニカ国の子どもは、ほとんどの社会的やり取りや交渉場面では英語を使いますが、ごっこ遊びで役割を演じるときには、演じようとしている役割・活動や場所に応じてことばを使い分けます。このようなごっこ遊びにおけることばの使い分けが、「共通語」と「方言」などのように、もともと同一のことばから派生したことばの間だけで起きるものではないことを表しています。

また、日本では素の自分として話すときは方言、フリをするときに使うのは共通語いわば公用語となっています。ドミニカの農村の子どもたちでは、素の自分として話すときには、公用語である英語です。そしてフリをするときに話すことばは演じる相手によって変わります。

この研究は、ことばが役割、活動、場面と深く結びついていること、そのことを幼児でさえ理解していることを示しています。また、話すことを禁止されているにもかかわらず、ごっこ遊びにおいて役割などに応じてパトワ語を使用することは、子どもが自分が属する社会の人々の振る舞いやことばを身につけていくとき、大人にやれと言われたからやっているのではなく、より能動的にそれらを取り入れようとしていることを意味します。

子どもは、大人とはパトワ語でやり取りしたことがほとんどないにもかかわらず、日常生活のなかで偶然に見かけたパトワ語を話す大人のようすをごっこ遊びのなかで柔軟になぞることができます。年長の子どもは、英語とパトワ語を意識的に使い分けることができ、それはより小さい子に受け継がれていきます。つまり、同年代とのやり取りを通じても、ことばおよびことばの使い方を学んでいきます。

翻ってＡＳＤのごっこ遊びについて考えてみましょう。ＡＳＤの子どもはごっこ遊びが苦手といわれています。ごっこ遊びをしていたとしても、役割を演じながら相手の反応に応じて柔軟に対応していくということには弱さを示します。前書で取りあげた方言を話さないＡＳＤのかず君の小さいころのごっこ遊びは、ビデオの再現でした。この時、相手に「〇〇、と言って」と役割やセリフを割り振りました。そして、年齢が上がると役割を交代することはできるようになりましたが、ストーリーが変わることには強い抵抗を示しました。柔軟にその人物の性格などの内的特性を理解して模倣する（自己化）ことではなく、場面を忠実に再現する傾向が強く見られました。

精巧なおもちゃ

話は少し変わりますが、このPaugh（2005）の論文のなかに、この子どもたちにとってことばは、ごっこ遊びのときに大切な役割を果たしているという記載がありました。当たり前のように思えることですが、そのあとに次のような記述が続きます。

「なぜなら、彼らはごっこ遊びの小道具になるような精巧なおもちゃを持っていないので」リカちゃん、トミカ、○○レンジャー、○○基地のような精巧なおもちゃは遊びの枠を明示してくれます。遊んでいるおもちゃを見ればどのような遊びをしているかは容易に想像がつきます。遊びの枠を決めてくれる精巧なおもちゃがない状況では、「いま、○○遊びしてるの」、「○○役やって」など、状況を説明したり指示出しをする必要があります。遊びの枠を作ってそれを維持していくためには、「発言（talk）」が重要な意味をもつのです。

運転手と乗客の遊びでは、ソファーをバスに見立てていました。最初に思いついた子どもは、「これ（ソファ）、バスね」と言ってみたり、ソファーの端に座ってエンジン音を出してみたり、「お乗りください。出発します」など、ともかく自分がどのような想像（人物、場面など）をしているかを相手に伝える必要があります。威厳ありげに標準的な英語を使うことは、自分が学校の先生を演じていることを他者に伝える役割も果たすでしょう。ここでは、ことばは自分が考えていることを仲間に伝える重要な手段です。

乗って遊べる精巧なバスのおもちゃにまたがって運転手さんの帽子をかぶっていれば、何も言わなくてもその子がどんなことを考えているかは想像がつきます。場合によっては、相手の子どものようすに着目しなくても、そこで使っているおもちゃを目にしただけでどう遊べばよいかがわかります。

現在、日本の子どもたちが熱中するＴＶゲームの多くは、ゲームそのものが遊び方を規定してくれています。子どもにとっては、相手のことばから相手が考えていることを読み取らなくても遊び方がわかり、ルールに従って遊ぶことができます。このことは、現代の子どものコミュニケーションの発達にとってどのような影響を及ぼしているか、そんなことも考えてしまいました。

第5章
印象としての方言

前書が出てから自閉症の方言不使用という話題に興味をもった方が、ネットでさまざまな意見を述べておられました。そのなかには、当然のことながら、方言に関するものがたくさんあります。それは、私たち、あるいは私たちの文化が方言をどうみなしているかを考えさせてくれるきっかけにもなるので紹介しておきましょう。

方言は曖昧か

「方言は共通語に比べて曖昧だ。そのため自閉スペクトラム症（ＡＳＤ）の人には理解しにくいのではないか」

方言が曖昧という印象は、方言と共通語が使用される状況の差が影響しているかもしれません。現代の方言主流社会では公的な場では共通語を、私的な場では方言を使うという使い分けが行われています。公的な場（会議など）では共通語が使われることが多いために、私的な場面で使われる方言に比べてより完成した構造の文で語られることが多くなっていると思われます。

これはまた、書きことばと話しことばの問題を共通語と方言の問題と混同して捉えられているのかもしれません。現代では活字として書かれることばの多くが共通語です。特に公的な文書（教科書、新聞、行政機関・企業の報告書）など、より正確な記述を必要とするものの多くが共通語によるのです。それに比べて方言はプライベートな場面での会話において使われることが多く、文型がより省略的になりがちでしょう。そういう意味では、「方言は曖昧だ」という印象は、使われる状況や媒体などからきている可能性もありえます。

付け加えますが、話されているものがすべて口語的で、文字になったものがすべて書きことばだとはいえません。話されることばと書かれたことばは、単純な二分法で分類できるものではありません（高田・椎名・小野寺、２０１１）。話しことばであっても講演のように送り手と受け手の関係性が遠い場合には、書きことばに近いものになります。逆に文字であっても、ＬＩＮＥのように送り手と受け手の関係が近い場合には、話しことばに近いものになります。

たとえば、次のように。

あたきゃ、この本ば博多弁で書けち言われたら書けるばってんがですね。それやと読みよう人のどんだけがわかるかどうかわからんと思いますったい。そやけん、母語じゃなか共通語ば、わざわざつこうとります（私は、この本を博多弁で書けと言われたら書くことはできます。それですと、読者のどれだけの人が理解できるかどうかはわからないと考えます。そのため母語ではない共通語をわざわざ使っています）。

方言に敬語はないか

「方言には敬語がない」という意見もありました。しかし、津軽弁にも敬語はあります。私の生まれ育った福岡では、「先生がきんしゃった（いらっしゃった）」という敬語表現があります。関西には「してはります」などという敬語表現があります。方言だから敬語が存在しないということはありません。ただし地域差もあり西日本では敬語が段階的に使い分けられ使用頻度も高いのに対して、東日本では種類も少なく使用頻度も高くないそうです。共通語では、よその人に自分の家族のことを話す場合には、敬語を使わないのが適切だとされます。しかし、西日本には身内のことを述べる際に敬語を使う方言が多くあります（日高、２０１４）。京都弁の「したはる」は、京都で日常的に使われている敬語表現ですが、身内ときには年下、動物、天候などにも使われるようです。京都に聞き取り調査に伺ったときに、お母さんが自分のお子さんに対して、「この子が、〇〇しはって」と言われるのを繰り返し聞きましたし、「お豆さんが煮えはった」という表現があると聞いたこともあります。

ただ一般的には、現在「若い世代には、方言での敬語形は使用できず、改まった表現をする際には、共通語形を使用する」（高橋・山下、２０１４）という状況になっています。共通語教育の普及によって、子どもは共通語の丁寧なことば遣い（です、ますのような丁寧表現）を小さいころから学ぶようになりました。そのため、より年長になってから身につけるためにとっておかれていた方言敬語表現の枠に、学校教育での共通語敬語が入り込みました。地域によって差はあるのかもしれませんが、共通語敬語は大人になってからも使えるため、あえて方言敬語を覚える必要がなくなりました。

また、方言主流社会でも敬語表現が求められることの多い公的な場では共通語を使うことが多く、方言は私的でインフォーマルな場で使われます。このことも、方言での敬語表現を聞いたり使用したりする機会を少なくしているかもしれません。

言語としての方言敬語は存在していても、現代社会では共通語敬語にとって代わられたために、それを使える人がいなくなりつつあります。そう考えると、共通語と方言の言語的特性というよりも、誰がどのように使っていることばなのかということがこの印象の原因と思われます。

方言の多様性

方言の多様性について次のように言及されたＡＳＤの人もおられました。

「方言は個人によってイントネーションや語彙が多様な印象があるし、ことばのなかに方言を混ぜる割合も人によってさまざまではないか」

このような印象を生み出す要因も、いくつかありそうです。

方言の使用は相手との関係や状況によって変化します。ふだん方言で気さくに話しかけてくる人でも仕事上の関係で会話をするとなったら共通語的に話しかけてくる場合もあります。相手との関係によって方言の濃淡も変わってきますので、自分に向けられた方言とその場にいた別の人に向けられた方言に差があることを体験することもあるでしょう。このコメントをされたＡＳＤの人にとっては、それが人によって方言の使い方が異なるという印象につながったのかもしれません。また、方言は共通語のように学校教育のなかで発音・語彙・文法を組織的に教えられるわけではありません。用法について統一した見解というのがあったとしても、それを組織的に学ぶ機会は少ないでしょう。

方言はほんの数キロ離れただけで少しずつ語彙や発音が微妙に変化しています。弘前でも町の中心部と周辺地域では微妙にことば遣いが違い、地元出身でない私でも「違うな」というのはわかります。また、私の出身地である福岡の方言だと、語尾やイントネーションの違いで、私はどの地方の出身かある程度推測できます。

山下・高橋（２０１４）が島根県で保育園年長児を対象に行った方言使用についての研究からは、20キロ未満の隣接する地域であっても、地域ごとの方言が子どもたちにも継承されていることが示されています。高校に進学するなどして広範囲の同級生と接することで、地域ごとの方言に接したことが先のような印象を生んだのかもしれません。

第6章

意図とミラーニューロン
——行為を見ることの意味

ここからは、意図と関連する問題を検討していきます。この章では、意図という考え方の必要性と認知的な実在について、次の章では、意図とコミュニケーションについて、さらにその次の章では、協同作業における意図の役割について、自閉スペクトラム症（ＡＳＤ）の人が示す特徴と関連させながら考えていきます。

意図は必要か

周囲の人々のことばを学ぶためには意図や心的状態を理解すること、意図理解にもとづく模倣・自己化が必要であり、そこに困難を抱えるＡＳＤは周囲の人々が日常使っていることば（方言）を習得することが難しくなるだろうと述べました。そしてＡＳＤのコミュニケーションに関する問題を考えるうえでも意図の働きの側面から検討する必要があると主張しました。

これに対して、特に行動主義的な立場の専門家から意図などという曖昧で観察できないようなものを持ち出さなくても説明できるのではないかという意見が出されました。

前書でも触れましたが、他者の行動を理解するうえで意図という観点が必要と考えるわけについて説明しましょう。

長崎・中村・吉井・若井（２００９）は、次のように述べています。私たちが行動するにあたっては、目標に向けてプランを試みて、さまざまな調整を行う必要があります。ある映画を観たくて、その映画の上映館でやっていることを知っていたとしても、自分のスケジュールを調整したり、2人で行くのであれば2人の時間を調整したりすることが必要になります。このような心の働きは、〈欲求→行為〉では説明できないため、私たちの日常の行為を説明するにあたっては、「目標のために、未来を志向してプランを立て、調整するといった心の働き＝『意図（intention）』」（長崎他、2009）という観点が必要だというのです。

人と人とのやり取り、社会的相互作用において意図理解は重要な問題と考えられ、幼児や類人猿などにおいても研究がなされてきました。ロボットを対人的場面で活用する目的から意図理解機能をロボットに組み込むための研究も行われています。しかし、現在のところ人の意図を正確に読み取れる安価なAIはまだ普及していません。ディープラーニングの研究者浅川（2016）は、「報酬を最大化するように学習する強化学習を用いて、人間の世界王者を破る人工知能は、一方で知的障害をもつ自閉症児の治療へ応用しても、他者の意図を読むことができない」と述べています。強化学習を強力に進めていくだけでは、現状では意図を読むことにはつながらないようです。

意図の問題は、人間の行動のスタートは何か、という疑問とも関わっています。人の行動の開始点は外界に存在する感覚刺激であるとする見方を「感覚運動モデル」と呼びます。一方、行動の開始点を意図とする見方を「観念運動モデル」と呼びます。

感覚運動モデルでは、最初になんらかの感覚刺激があって、その刺激への反応として行動が起きていると考えます。信号が青に変わったことがアクセルを踏ませることになります。テーブルに出しっぱなしにしてあったおやつが摂食行動を引き起こします。

観念運動モデルでは、人は結果（目標）をイメージしながら行動をしていて、目標を思い描くこと（心象）が行動を引き起こしているとみなします。そして、これが可能になるのは、それ以前にある行動をしてみて、その結果がどうだったかを学習したことがあるからです（イアコボーニ、2011）。行動と結果が結びついて、目標をイメージして行動を行えるようになると、その行動は作為的であるという意味で「行為」になります。心のなかでイメージされた行為は「プラン」と呼ばれます。目標へ向けて行動を行うという観念が生まれ、それを「意図」と呼んでいるということになります。

ここでは、目標とプランをセットとみなす点に注目します。そして目標とプランをセットとして捉えることができるからこそ、他人の行為を見てその目標を理解したり一連の行動を予測できるのです。

少しことばを整理すると目標とプランは人の内部にある心の働きです。行為は、そのような心の働きにもとづいて行われたと推測される行動のことです。外部から観察できるのは行動だけです。しかし、行為と捉えたときには相手の目標やプラン、つまり意図を推測していることになります。

意図ということばは、ふつうは行為の目標を表すのに使われます。おやつを取り出す意図で冷蔵庫をあけたなどですが、ここでは意図ということばは、あくまでも目標とプランのセットという意味で使いたいと思います。

次のような場面を想像してください。朝食のサラダを前にしてドレッシングが置いてあろうはずの場所に目をやる夫を見て、妻が立ちあがりました。夫は、座ったまま「ありがとう」と言ってパンにバターを塗りはじめました（あっ、ここでの夫と妻は役割が逆でもありです。我が家では……）。

妻は夫の顔の方向や視線の動きから、夫のこの状況での目標（ドレッシングをサラダにかける）を推測します。そして、ドレッシングを冷蔵庫に入れたままだったのを思い出して、立ちあがって取りに行こうとします。それを見た夫は、妻が立ちあがったのは〝自分（夫）のために〟ドレッシングを取りに行ったのだなと解釈します。いや、そう解釈することにしました。そこで、まだ手元にドレッシングが手渡されていないのに将来の結果（妻の行為目標）に対して「ありがとう」と感謝しています。

なぜ、手渡されてもいないのに妻に「ありがとう」と言うのでしょうか。

私たちは、他人は意図をもって行動している、その行為の背景には目標が存在するとの前提で他人とコミュニケーションをとっています。特別に親しい関係の人でなく、初対面の人とでも意図の読み合いをしています。スーパーマーケットで買い物をしていて、向かいから来た年配の御婦人の視線や姿勢、さらにはカートのちょっとした動きからその人の意図を推測します。自分が見ているドレッシングの陳列棚に近づいてくると思って少し避けてあげるかもしれません。逆に、通路で立ち話をしている人に視線を送り、カートをそちらに向けて動かすことで、そこを通過したいという意図を伝えます。

しかしながら、他者が示している行為の目標は推測でしかありません。妻が立ちあがったのは、猫の水皿が空っぽだったことに気づいたからかもしれませんし、ドレッシングを取りに行ったとしても妻自身のためかもしれません。人は他人のなかにある意図を想定するかもしれませんが、それはあくまで自分が推測したものです。

意図は仮想的なものであり、このような観点を用いることなく説明できるのではないかとの考えもありえます。

意図とは単に人の行為を説明するのに必要だからと作り出されたものなのでしょうか。意図あるいは人が意図を理解するシステムが存在するという証拠はないでしょうか。

ミラーニューロンと意図

ここからは、ミラーニューロン研究を踏まえながら意図について考えていきます。

ミラーニューロンは、他人の行為を見ているときに、まるで自分が同じ行為を行っているかのように、いわば〝鏡〟のように反応することで知られています。実は意図の問題とも深く関わっているのです（リゾラッティ・シニガリア、２００９）。

人の行為を見ただけで自分のなかにも同じ行為をするときに働くニューロン（神経細胞）が活動する。このことだけでも、多くの人々の興味を引く面白い話です。このミラーニューロンのさらに重要な点は、他者の動きそのものに反応することではなく、他者の行為の目的に応じて反応が変わる点です（藤井、2010）。

つまり単にある行動（動き）に対して反応するのではなく、その行動がどのような目的のためになされたかという点が重要なのです。そのため、イアコボーニ（2011）は、ミラーニューロンが「行動の背景にあるもっとも深い動機、すなわち別の人間の意図を認識させ、理解させている」と述べています。

ミラーニューロンは最初にマカクザルで見つかりました。典型的なミラーニューロンは、次のように活動します。実験者がトレーから食べ物（餌）を取り出しているところをサルが観察します。この時、サルの（同じ運動をする〔トレーから餌を取り出す〕ときに活動している）運動ニューロンが活動するのです。そして、この神経活動は、その行為が終わる（餌を取り出す）まで、つまり目的が達せられるまで続きます。

ミラーニューロンが活動するのは実験者が対象物（餌）へ働きかけているのを見たときです。ミラーニューロンは、「（ある）手の動き」に対して反応するのではなくて、「餌を取ろうとする手の動き」というその行為の目的まで含めて反応するのです。

人の場合も、他人の行為を見ることで、その行為のプランと実行に関わる運動野のミラーニューロンシステムが活性化するといわれています。これは、以前に述べた意図を目標とプランからなるとする考え方に通じています。ミラーニューロンシステムは動作を単なる動きとして捉えるのではなく、他人の行為を目的志向的に理解できるようにしているらしいのです。

ミラーニューロンが行為と目的をひとまとまりとして捉えているとすると、動作としては一見似たものであっても目的が違えば反応のしかたが違うことになりそうです。実際に、同じような動作（食べ物をつかむ）であってもそれを口に入れるか、口のそばにある箱に入れるかでミラーニューロンの活動は違いました。

このことは、ある行為を行うとき、その運動の最初から行為の意図・意味がコード化されていることを意味します。

人についての研究からは、文脈によってもミラーニューロンシステムの活動が違うことが報告されています。コーヒーカップをつかむ動作を見たとしても、きれいに揃えられた食器や食べ物の間にあるときと、食べ散らかされた食卓の上にあるときで、反応が違っているのです。そして、おそらくはそれに続いて起きそうな行為（散らかった場面ならコーヒーカップはテーブルから片づけられる）の予測とも関連しているでしょう。

ミラーニューロンの研究は、他人の動作を見ると自分のなかにも同じ動作と関わる運動ニューロンが活動していることを示しました。しかも他人の動作の目的と関わっているようで、同じ動作でも目的によって反応が異なります。目的志向的であるということは、意図と関連しているように思えます。

これらの研究は、サルでさえ、ある状況で行われている行動を観察すると、その目標やそのあとに行われる一連の行為（プラン）をひとまとまりとして捉えることを示しています。ある状況や文脈で行われた行動（の一部）を観察しただけで、その最終的な目標を理解できるのです。

意図を目標とプランと考えるなら、それはヒトという種に特有の高次の認知ではなく、マカクザルなどにおいても存在する原初的認知とみなしてよいのではないでしょうか。

私たちは、自分がどのように振る舞うべきかについてその時々に考えたり、人の行為の目標を状況や動作からその場で推論しているだけではありません。状況に応じた目標とプランというひとまとまりのコードとして蓄えていて、それに従って行動もするし、他人の行動もこのコードに従って理解するようです。

他人の意図を理解するというのは一種のシミュレーションとして説明されることになります。他人の意図を見分けるときに活動しているのは、自分の意図を実行するときに活動するニューロンとなるわけです。

他者の意図を理解する手段はミラーニューロンの活性化だけではないかもしれません。しかし、日常行われている意図理解の一つの方法として、目標とプランをひとまとまりのセットとして捉えるあり方は存在しそうです。

第7章

意図とコミュニケーション
——目標とプランの読み取り

意図理解・調整・参照

では、意図を目標とプランのセットと考えると、自閉スペクトラム症（ASD）の人で見られる意図理解の苦手さはどう説明できるのでしょうか。意図が人とのコミュニケーションや人とのやり取りのなかでどんな役割を果たしているのかについても考えてみました（松本・菊地・清野、2018）。

私たちが意図を読むという場合、少なくとも二つの意味で使っているように思えます。一つは、前の章のミラーニューロン研究で取りあげたように、ある場面や状況である動作を見ることで、その動作を含む一連の動作の流れ（プラン）と目標を理解することです。もう一つは相手が提示した目標からそのあと行われる一連の動作（あるいはその人が考えているであろうプラン）を理解することです。

ここでは、意図のなかの目標とプランの部分に焦点を当てて考えていきます。私たちは、自分も他人もある目標に向かってプランをもって行動をしていると仮定します（観念運動モデル）。意図（目標とプラン）は心のなかにあるものなので外部の人間は直接観察できません。他者が見ることができるのは行動だけです。行動から他者の意図を推測することしかありません。

ここでいう目標とプランとは、今期の売上目標は昨年同時期に比べて2倍となっているので、その目標達成のためにこのような事業計画が立てられたとか、不動産鑑定士の資格取得の目標に向けて試験日までの学習計画を立てたなどというレベルのことだけをいっているわけではありません。毎日の生活のなかで何気ない行動に含まれている意図を取りあげて説明していきます。

コーヒーをいれたり、新聞を取りに行ったり、お風呂掃除をしたりといった活動の目標とプラン、それを人がどう読み取っているかを例にあげたいと思います。こういう行動については、「〇〇のために（目標）、こういう計画（プラン）を考えていて、その計画のこの部分を実行中です」と、業務報告のようにいちいち他人に説明することはありません。

会議の前に数枚の紙の束を持って立ちあがってコピー機の方に歩いて行く同僚を見かけたら、「会議用の書類のコピーをするつもり」と思うでしょう。しかし、観察できるのは、その時の状況・文脈（これから会議がある）と本人が示した行動、紙の束を持って立ちあがった、コピー機に向かって歩いているだけです。

他者はこれらの情報をもとに動作の目標とこのあとの彼の行動、つまり背景にあるプランを予測します。他者の動作からその目標を推測することは、日常生活において頻繁に行われています。

次のような場面を考えてみましょう。居酒屋の小上がりで同僚と飲んでいるとします。私は、たまたま座敷の一番端の通路側に座ってしまいました。

隣（奥側）の同僚が、腰を浮かしたのに気づいた私は通路に出て同僚が出やすいようにします。この時、私はその同僚が〈通路に出る→トイレに行く→また戻ってくる〉と予測しています。しばらくすると帰ってくるであろうと考えて、戻ってきたときに入りやすいようにと腰を浮かす準備をしながら同僚の戻りを待っているかもしれません。

けれども同僚は、「トイレに行きますから、そこをあけてください」と言ってはいません。このように私たちは、日常生活のなかでさまざまな場面で他者の行動から意図（目標とプラン）を読み取って対応しています。

二番目は、目標からプランを予測することです。先ほどの例であれば、「ちょっと、トイレ」ということばで、その人のそのあとの行動を予測することです。この場合は、目標が言語的に提示されていて、それをもとにその人がもっているであろうプランを推測します。プランの推測が間違うこともあります。その場合は、「てっきり◯◯すると思っていた」ということになるでしょう。

人は常に他者の意図を読み取り反応しています。先に示した朝食の例の場合、妻の行為は完了していないのにもかかわらず、その目標（自分にドレッシングを手渡してくれる）を推測し先回りして「ありがとう」と言っています。もし、妻から「何が？」と聞かれれば、あなたの推測は間違っていたのかもしれません。

また、人は他人が自分の行動などから意図を読むことを知っていますし、場合によってはそれを期待します。スーパーマーケットの例であれば、カートの動きや目線、会釈などで自分がどのように動くつもりでいるかを知らせようとします。居酒屋の場面では、「トイレに行きますから、そこを通してください」とあえて言わなくとも、「ちょっと」や「トイレ」あるいは身振りを示すだけ

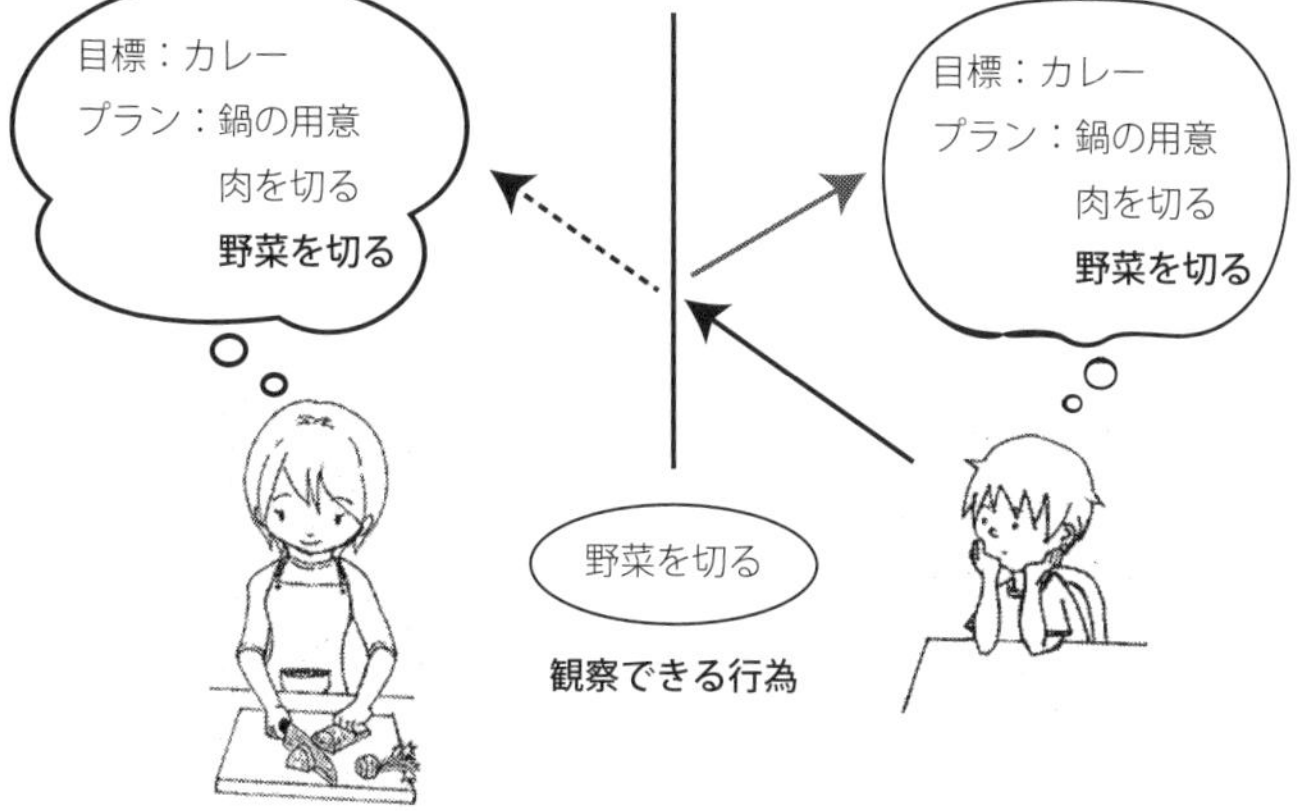

図7.1　行為からの意図の読み取り

で、相手が自分の目標とプランを推測することを期待します。

一方、ASDの人とのやり取りにおいては、これがうまく行かず、そこまで説明しなければならないかということが、時にあります。

意図レパートリー

それぞれの人がもっている意図（目標とプラン）のレパートリーというものがあったとして、自分の意図レパートリーのなかに対応するものが見つかれば意図を読むことは比較的容易になるでしょう。文脈や状況のなかで相手が示した行動から自分がもっている意図（目標とプラン）と照合することで、行動からその目標を推測したり、目標からそのあとの行動を予測することが可能になります（図7.1）。

相手の意図（目標とプラン）が自分の意図レパートリーにない場合は、どうなるでしょう。昔の日本人には、チップという習慣はあまりなじみがないものでした。初めての外国旅行で、現地の知り合いとレストランでの食事のあと、相手が財布を開いてゴソゴソと小銭を探しはじめました。チップについて知らなければ、「支払いのためにしては随分と小銭を探しているな」と不思議に思うかもしれません。相手は、「では行きましょうか」と言うと小銭をテーブルに置いてレジに向かって行きます。チップを払うという目標へ向けてのプランのなかの一つとしてテーブルにチップ分だけ置く、という知識がなければ、財布を開いて小銭を探すという行為は、レジでの支払いのためと誤解してしまうでしょう。人はある状況での他人の行動を見たときに、そこに意図（目標とプラン）を読み取ろうとします。基本的には、自分の意図レパートリーに従って相手の目標とプランを理解しようとすると思われます。そのため、時に誤解が生じることもあるでしょう。

意図理解とは、ある文脈における行動を手がかりに自分のなかにある（該当する）意図（目標とプラン）を活性化させることともいえそうです。そして、自分のなかで活性化された意図（目標とプラン）をおそらくは相手ももっているとみなしているのでしょう。

自動的ではない意図理解というものもあると思われます。「なぜ、あんなことをしているんだろう」と、その場で推論して意図を読むこともあるでしょう。ただし、すべての場面で他人がしている行為について毎回その目標とプランを「なぜだろう」と推論していくのは効率が悪過ぎます。逆にいえば、自動的に他人の行為を自分のレパートリーと照合することができれば、他人の行為の予測はとても楽でしょう。他人の日常の振る舞いについては、特別に知的資源を使って予測しなくてよいので、本当に重要な案件のみを考えることができます。

意図を読めているとわかるのは

では、人が他人の意図を読めている、読めていないという判断はどのようになされているのでしょうか。

居酒屋の場面なら同僚が腰をあげたら、立ちあがって席をあけなければ気が利かないということになるでしょう。同僚がトイレから帰ってくるまでに、お店の人に頼んでおしぼりを用意しておいて、戻ってきた同僚に「どうぞ」と手渡しすれば、さらに完璧です。あるいは、腰を浮かした相手に身体を壁につけて通れなくしてニヤッと笑ったとしても、これは意図を理解したうえでの悪ふざけとして成立しています。

意図に適合したあるいは妨害する行為を行った場合には、意図が読めているように思えます。しかし、隣の同僚が腰をあげたのに、まったく動かない場合、同僚の意図が読めなかったといえるでしょうか。相手が何も反応しない場合には、意図を読めているかどうかについてはわかりません。「気が利かない」と判断されたとしても、それがこちらの意図が読めないためか、自分からどう関わっていいかがわからないためかは不明です。

意図を読むというのは、他者との関係性の問題だと考えられます。意図を読まれる側にとっては、相手が意図を読めなくて「気が利かない」のか、意図を読んだけど「気を利かせない」のか、ということは関係ありません。「気が利く」というのは、意図を読まれる側からすれば、先回りして目標に向けた行為の遂行を助けることです。

人は互いのやり取りのなかで、ある程度相互に意図を読み取るのが当たり前だと思っています。座敷から通路に出た同僚は、自分はトイレに行ったということが、まわりに読み取られているだろうということがわかっています。つまり自分の行動は相手が自分の意図を読み取るための手がかりになっていると理解しています。これは他者視点といわれるものでＡＳＤの人には苦手なものです。

まわりの意図の読み取りと、自分が期待した（周囲による）自分の意図の読み取りは、多くの場合一致しています。相手が援助的な行動（おしぼりを渡す）をすれば、この読み取りが正しかったことが確認されます。一方、「タバコですか？」と聞かれれば、相手（周囲）の意図読み取りが間違っていたことが明らかになります。意図を読み取っていたとしても特別に確認がされずに過ぎていくこともあるでしょうが、互いに意図をモニターし合っていることが前提になっています。

意図の調整

相手に何かをさせたいと思ったときに、人は相手の意図に働きかけます。家族での食事のときに、向かいに座っている妻が夫に「おしょうゆ取ってくれる?」と依頼したとします。妻は夫の意図に働きかけ、「しょうゆを取って私に手渡す」という意図をもってほしいと思っている、という意図を妻はもっている。このような「他者の意図的状態に対して人が何かを意図すること」を、伝達意図といいます。

妻が伝えたいことは、「しょうゆを取って自分（妻）に渡す」という提案です。夫にその行為をしてもらうためには、夫がそのように意図する必要があります。まさに夫の意図を調整・変更しようとしています。そして、夫に妻の伝達意図を理解してもらうためには、妻の発言に注意を向ける必要があります。相手の意図に働きかけた妻は、自分の発言を相手が聞いているかを確認します。話しかけに対して聞いていないと思えば、「ちょっと聞いているの?」と言うでしょう。

夫は妻の発言に注意を向けたうえで、その発言の内容は自身の意図への働きかけであると理解し、それに対して承諾か拒否を行います。素直にしょうゆを手渡すかもしれないし、その直前に喧嘩をしていたために「自分で取れよ」と言うかもしれません。

妻は、夫が自分の提案を受け入れたかどうかについてもモニターし、夫がしょうゆに手を伸ばせば、「ありがとう」と言うでしょう。相手に意図の変更を提案・依頼して終わりではなく、相手がその意図変更の申し出を理解したか、そしてそれにどう応じるかについて確認を行います。

日常生活においては多くの場合、このような意図への働きかけとその確認がなされています。この背景には、先ほどから述べているように、他者は意図をもった存在で、その意図にもとづいて行動すること、そして依頼されたことを実施するかどうかは、相手の自由意志によることを知っているとの認識があります。人は甘えや脅しなど、さまざまな社会的スキルを用いて相手の意図を変更しようとします。

意図参照

前書で、「相手の意図を表出するように求めること」を意図参照と呼んで次のような例をあげました。

母親にペットボトルを捨ててくるように言われた幼児が、ゴミ箱の前で立ち止まり、三つの穴（ビン・カン・ペットボトル）の一つに向けて入れる素振りをしながら、母親を振り返ります。母親は、「ハンタイ」と言いながら隣の穴を指さします。

自分が行動する前に他者の反応をうかがう、このような行為は、一般的には社会的参照といわれるものです。社会的参照は乳幼児においても見られます。ビジュアルクリフ（視覚的断崖）の実験がそのよい例です。実験的に作られた断崖（実際には崖の上にガラス板が張られていて落ちることはない）の向こうにいる母親に1歳の子どもを手招きしてもらいます。子どもは、母親の方に向かって行きますが、そこには断崖が待ち受けています。この時、子どもは崖の前で躊躇し母親の表情を確認します。母親が笑顔やにこやかな表情をしていると安心して母親の方に向かって這って行きますが、悲しそうな顔や困った顔を見せると断崖の前で止まってそれ以上進もうとしません。

本書でいう意図の参照は、ほぼ社会的参照と同じ現象を指していますが、私が意図参照という場合、相手に意図の開示を求める側面に焦点を当てています。これを「自己の意図に影響を及ぼしそうな他者の意図の開示を求めること」としましょう。

単に表情をうかがうのではなく、相手に意図の表出を求める行動と考えます。先ほどのペットボトルの子どもは、ある穴の前でペットボトルを持ちあげることで自分の意図（この穴にペットボトルを入れる）を母親に示しながら、母親の判断を求めています。母親は子どもの表情や身振りから、こちらの意図の表出を求めていることを理解して、子どもに向けて自分の意図を表情や身振り、あるいはことばで伝えます。

相手の意図は自分の意図に影響を及ぼします。妻が夫に、「今夜、家でご飯食べる？」と尋ねるのは、夕食の買い物をしようとする意図に影響を及ぼす行為だからです。「今日どこ行く？」、「何食べる？」、「君はこの企画についてどう思う？」など、相手の意図が自分の意図に影響を及ぼしそうな場面で他者の意図の開示を求めます。狭い山道で登山者に出会ったときに、立ち止まることで相手がどちらに避けるのか（意図）を開示することを求めることもあります。相手は、礼をして右側に足を踏み出すことで自分の意図（目標：右に動きます）を示してくれます。それにもとづき私は左側をすり抜けます。見知らぬ他人であろうと、自分の意図と関わると判断したときには、他者に意図を開示することを求めることがあるのです。

人が周囲の人々とやり取りをするときに、意図が読めることは円滑なコミュニケーションにとって重要でしょう。

意図が読めると、行動や発言からその人がこのあとどんな行動をして、どんな目標を達成しようとしているかが予測できます。他人が意図していることが自分が意図していることと関係しているなら、自分の意図を修正したり相手への意図調整を行ったりする必要があります。

日々、生活していくため、まわりの人の行動を予測するためには、意図を読む（ある行動を見ただけでそのあとの行動と目標を予測できる／目標からそのあとの行動が予測できる）ことが大切になります。

ＡＳＤの人の場合、意図を読むことが苦手で自分のまわりの人々の行動や目標の予測がしにくいと思われます。周囲の世界（人が介在する）は、ＡＳＤの人にとって予測が難しい世界かもしれません。また、何にどのように注意を払えばよいかもわからない場合もあるでしょう。

こう考えてくると意図が読めないことの理由としては、次のようなものが考えられます。

①対応する意図レパートリーを自分がもっていない。

②他者の行動に注目していない。

③他者の行動と自分の意図レパートリーを照合するシステムが働かない。

これらのいずれかがうまくいかなければ、意図を読むことは困難になるでしょう。速やかな意図読みが行われるためには、少なくともこの三つが必要だと思われます。

では次に、ＡＳＤの人が学校や職場で困難を示す協同作業の問題について意図理解の側面から考えてみます。

第8章

意図と協同作業

――なぜ、意図を読むことが大切なのか

協同作業

他人と作業を進めるためには、互いの意図の理解が大切です。ここからは、これまでの話をもとに協同作業における意図（目標とプラン）について考えていきましょう。

人と一緒に何かをするためには、相手の行為の目標を理解するだけではなく、そのプランを理解することが必要です。

意図の読み取りがある程度できる自閉スペクトラム症（ＡＳＤ）児でも相手の意図を調整し、相手の意図を共有することが必要な協同作業を行うことは苦手です（Tomasello, Carpenter, Call, Behne, & Moll, 2005）。

長崎他（２００９）は、机を一緒に運ぶ場面であれば、「あそこまで運ぶ」という目標の共有と「どうやって運ぶか（1人が前を持ち、1人が後ろを持つ）」などのプランの共有が必要だと述べています。

この際に、ことばで相談することもあるでしょうが、相手のようすを見ながら相手のプランに自分のプランを協応させていくということもあります。

机運びといえば、私が特別支援学校で見た小学部低学年のＡＳＤ児とダウン症児のようすが興味深いものでした。プレイルームで使った少し大きめの長方形の机を部屋の隅に片づけていたときです。ダウン症の子が、長い方の縁に立って近くにいたＡＳＤの子に声をかけました。ＡＳＤの子は、机に近寄るとダウン症の子の右隣の短い縁の前に立ちました。向かい合うのではなく、斜めに隣り合うように位置取りしたのです。ダウン症の子は、怒った声をあげて、ＡＳＤの子に身振りで自分の正面に移動するように促しますが、通じませんでした。諦めたダウン症の子は、ＡＳＤの子の向かい側（短い縁）に移動しました。それを見たＡＳＤの子は、いままでダウン症の子がいた場所、つまりダウン症の子の右斜め前（長い縁）に動きました。再びダウン症の子が怒りはじめたところで、先生が介入してこの騒ぎは終了となりました。

協同作業においては、意図のなかの目標とプランに加えて調整という働きが重要になります。ある相手と協同で作業をしようとしているとき、目標が同じでもプランは違うかもしれません。先ほどのダウン症の子は２人で運ぼうとしていたのでしょうが、ＡＳＤの子は以前に４人で運んだことがあったのでそうしたのかもしれません。プランが違ったとき、自分のプランを変更するか、相手にプランの変更を求めるか、または両者で別のプランを選ぶことになるかもしれません。場合によっては目標自体を変えることになるでしょう。

この時、相手も自分も意図（目標とプラン）にもとづいて行動していて、さらに意図（目標やプラン）を調整することが可能だとみなしています。また、相手も自分のことをそのようにみなしています。つまり意図に含まれる目標やプランを相互に変更し合う関係にあります。そして、相手の行動を観察することで相手の意図（目標やプラン）がどのような状態にあるかを確認します。

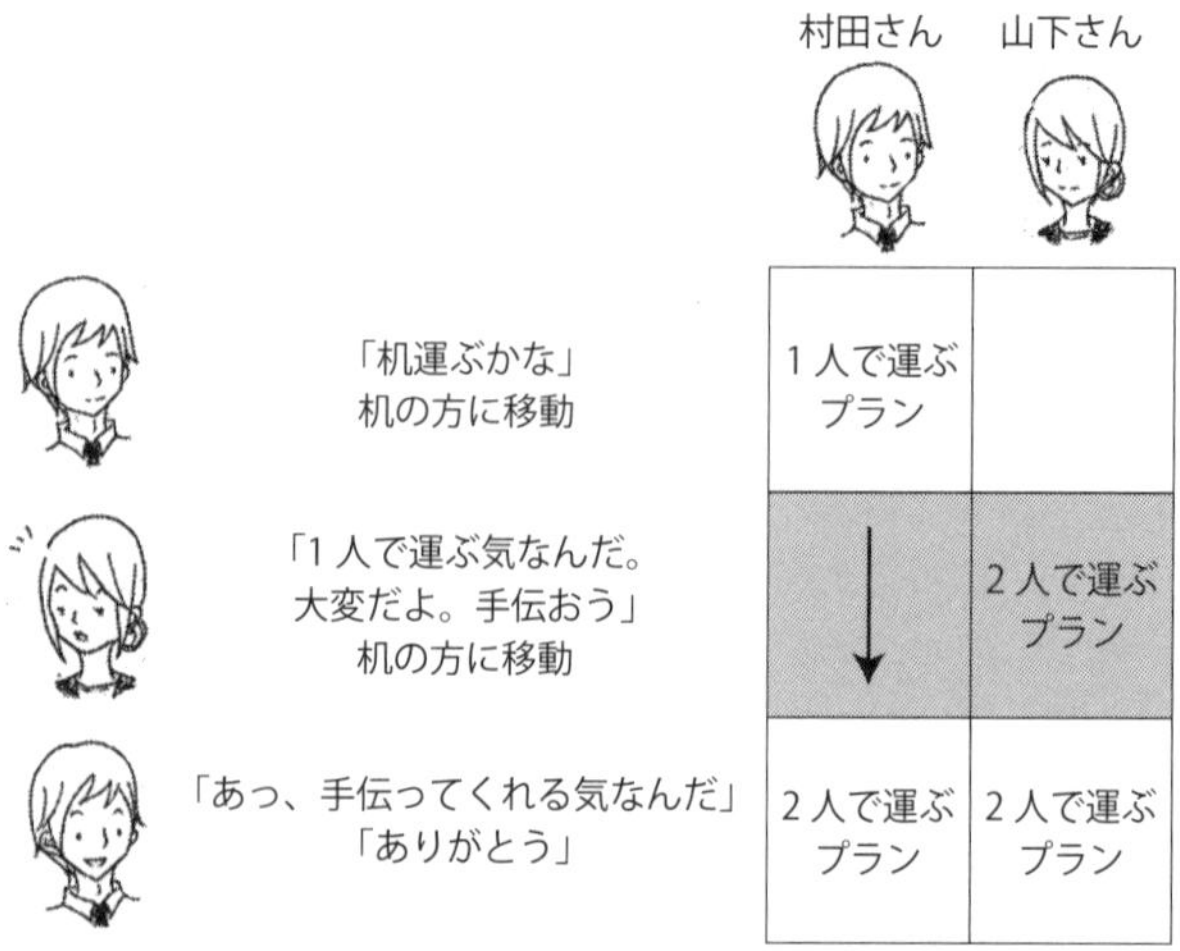

図 8.1　協同作業におけるプランの変更

会社の会議室のテーブルを運ぶことになりました。村田さんは、１人でも運べるだろうとテーブルの方に歩いていって、テーブルの両端を持って持ちあげようとしました。そのようすを見ていた同僚の山下さんが駆け寄ってきました。それに気づいた村田さんは、持ちあげたテーブルをいったん下におろし、山下さんに「ありがとう」と言いながら一方の端に両手を添えます。山下さんは、村田さんの反対側のテーブルの端を持ちあげます。この時、運ぶという目標は最初から最後まで変わりません。しかし、具体的な方法（プラン）は、山下さんがこっちにやってくるのに気づいた時点で変わりました。村田さんは、テーブルに向かって歩きはじめたときには、１人で運ぶというプランをもっていました。テーブルの両端に手をかけた村田さんを見た山下さんは、このプランを読み取り助けにきました。この時、山下さんは2人で運ぼうというプランをもっています。やってくる山下さんを見た村田さんは、山下さんが2人で運ぶというプランをもっていることを見抜いて、「ありがとう」と言って、テーブルの持ち方を変えました（図8.1）。ここには、互いに他者が行う行為から相手の意図、この場合はプランを読み合って変化させていくようすが見て取れます。もし、そのテーブルがあまりに重い場合には、テーブルを持っていくという目標自体を変更するかもしれません。

村田さんと山下さんは、互いに意図（目標とプラン）をもって行動する存在で、意図を読み合って調整し働きかけ合っていることがわかっています。意図が目標・プランとその調整であるなら、どこまでが個人の意図でどこからが集団の意図なのでしょう。その意味では、意図は他人によって変更させられる可能性があるものです。このような相互に行われる意図の調整は社会的営みにおいて重要な役割を果たしています。

共有される意図と個別の意図

協同作業が円滑にできるためには意図（目標的とプラン）が共有されていなければなりませんし、調整が行われなければなりません。しかし、自分のもっている意図のレパートリーが、すべての人に同じように共有されているわけではありません。ある集団に属する人なら全員共有していると思われる意図もあるでしょうし、自分なりの独自な意図というものもあるでしょう。

意図レパートリーのなかで互いに重なる部分が多くなればなるほど、目標から行動を推測することや行動から目標を推測することは容易になるでしょう。

たとえば、新入社員は、最初上司や同僚がする行為の意味がわからないことがあるかもしれません。ある会社では、第三金曜日の午後には社員の親睦のためとして、みんなでお茶やお菓子を持ち寄ってミーティングする習慣があるとしましょう。最初は、若手の社員が午前中に数人で「行ってきます」と言って出かける意味がわからないでしょう。しかし、2回目からは「行ってきます」がお茶やお菓子の用意のためだとわかります。年月がたてば、その会社の人々が共有している多くの意図（目標とプラン）を獲得することになります。このような意図のレパートリーのなかには、会社のコピー機の使い方から会議での発言のしかたなども含まれています。

意図が共有された状況というのは、ことばの解釈も限定していきます。たとえば、長年一緒に仕事をしてきた仲間なら、「それ、上にあげといて」と言えば、「それ」はいま議論している企画書のこと、「上」は部長、「あげといて」は正式な手続きで提出することとなります。「それ、上にあげといて」をことばだけで分析しようとすると、ほとんど具体的な情報がありません。意図が共有されていれば、漠然とした指示であってもその解釈の範囲はぐっと狭まります。しかし、意図レパートリーを共有していない新入社員にとっては何を言っているのか理解が難しいでしょう。

その組織に長年いてさまざまな仕事をしてきた人は、たくさんの共有される意図をもっていることになります。それは、選択や意思の決定を楽にします。この目標に向けてはこのようなプランでいけばよいというのをレパートリーのなかから容易に探し出せます。その組織のメンバーがする行動から目標を推測したり、目標からどのような行為がなされるかも推測できます。共有意図を多くもつことは、認知的負荷を減らすことにつながるでしょう。

当然ながらこれは長年仕事をしてきた人が実際に優れた仕事をすることを意味するわけではありません。新しい技術やスキル、知識の導入が重要になることもあります。逆にこのような意図レパートリーを豊富にもっているために、それに適合しない新たなルールへの適応が困難になることもあるでしょう。

ＡＳＤの意図読み

ここまで意図理解のためには、自分も相手も同じ意図（目標とプラン）を共有していることが必要だと述べてきました。意図を読むにあたって、その目標とプランのセットが自分のなかに獲得されていた方がよいでしょう。相手が考えている意図が自分のレパートリーになければ、なんの目的であんなことをしているのだろうと考えてしまうかもしれません。

ＡＳＤの人には、意図の理解に困難があるとされています。これは、意図が獲得されていないためにに他者の意図が読めないのでしょうか、それとも、相手の意図と自分の意図を照合するというメカニズムに違いがあるのでしょうか。

ＡＳＤの人と話をしていると、特に社会的な立ち振る舞いについて、それを知らなかったのか、そこを誤解していたのかと思うことはあります。その意味では、ＡＳＤの人と私たちの間には、社会的な意図的行動のレパートリーには差があるのかもしれません。

ＡＳＤの人の他者の行動から意図を読むことの苦手さが意図の共有のズレにあるかもしれないとしても、それは発達過程のなかで結果的に生じたものかもしれません。

先ほど述べたように意図を読むというのは相手の行動から目標を推測することでした。このような意図読みのためには、相手の行動に注意を払う必要があります。社会的場面で相手の言動に適切に注意を払うことができなければ、意図を読むことは難しくなるでしょう。このことについては、のちほど詳しく考えていきます。

第9章

ルール間の葛藤

――社会的ルールとオリジナルルール

明示的ルールと暗黙のルール

ことば遣いという社会的ルールのなかには、社会的関係性にもとづくものと、心理的関係性にもとづくものとがあるらしいことについて以前に述べました。そして、自閉スペクトラム症（ASD）の人は後者のルールに従ってことば遣いを適切に選ぶことが難しいと思われました。ここでは、もう少し広く社会的ルールについて考えていきます。

社会的ルールのなかには、明示されるものと明示されない、いわゆる暗黙のルールといわれるものがあります（図9.1）。明示的なルールは、先ほどのことば遣いを例にあげるなら、「先生にはこういう言い方をしなさい」、「年上の人にそんな言い方は失礼よ」と親や先生が子どもや年少者に対してはっきりと提示するものです。ことによると、就職へ向けての講座や新入社員教育などで組織的に教えられているでしょうし、バイト先で配られたマニュアルのなかに書いてあるかもしれません。

暗黙のルールとはなんでしょう。「明言あるいは明文化されていない規則、皆が暗黙のうちに従っているルール」（実用日本語表現辞典）であり、マイルズ・トラウトマン・シェルヴァー（2010）によれば、直接教わったことはほとんどないにもかかわらず、知っていることが当然とされる一連のルールやガイドラインです。別に「この場合は、これこれをしなさい」とか「このような事態においては◯◯すること」と明白に定められているわけではないし、はっきりと教わっ

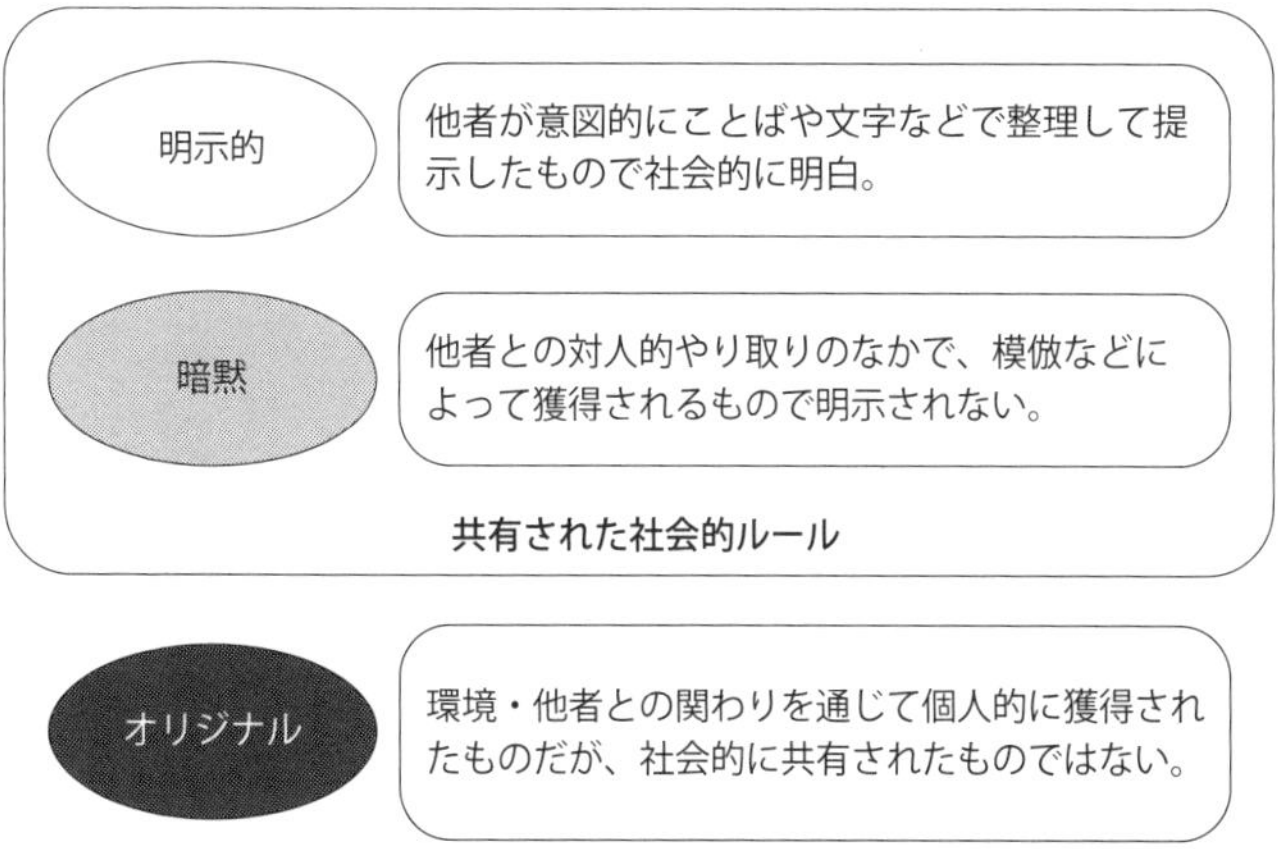
明示的
他者が意図的にことばや文字などで整理して提示したもので社会的に明白。
暗黙
他者との対人的やり取りのなかで、模倣などによって獲得されるもので明示されない。
共有された社会的ルール
オリジナル
環境・他者との関わりを通じて個人的に獲得されたものだが、社会的に共有されたものではない。

図 9.1　明示的ルール・暗黙のルール・オリジナルルール

たわけではないけれど、その社会集団においては、それに従って行動することが当然だと期待されるルールです。

ＡＳＤの人では、この暗黙のルールの獲得が難しく（藤岡・森光・高橋、２０１１）、「そんなの常識だろう」とか「言われなくてもわかるだろう、そのくらい」と言われてしまうことがよくあります。そのため、暗黙のルールを指導する必要があります（岡田・田邊、２０１５）。

明示的なルールは、ことばや文字などではっきりと他者から伝えられるものですが、暗黙のルールというのはまわりの人がはっきりとは伝えてくれないものです。それこそ、「場の雰囲気からわかるだろう」、「まわりを見てればわかるだろう」とされます。つまり、他者との社会的やり取りのなかで自然に個人のなかに獲得されることが期待されるものです。

学校には隠れたカリキュラムがあります。これは、学校の公的なカリキュラムのなかには入っていないけれど、教師や仲間から学んだ知識、振る舞い、意識、メンタリティなどを指します。校風だったり、クラスの雰囲気といわれるものとも関わっています。これも暗黙のルールの一つとみなしていいでしょう。

ＡＳＤの人の場合、対人関係や対人的コミュニケーションが苦手なために、他者とのやり取りを通じて暗黙のルールを身につけることが難しいのでしょう。

対人関係や対人的コミュニケーション自体をうまくやっていくためには、暗黙のルールの了解が不可欠です。〈対人的コミュニケーションがうまくいかない→暗黙のルールを獲得できない→対人的コミュニケーションがうまくいかない→暗黙のルールを……〉の堂々巡りに陥ってしまいます。

暗黙のルールとされているもののなかには、ことばや文字で説明することが難しかったり、複雑な対人的・心理的関係の理解を前提にするものが多く含まれます。ＡＳＤの人と接していると「確かに、そう指示はしたけど、そこは人を見て判断しないとダメでしょう」ということがあります。「そこまで全部言わないといけない？　全部の条件を説明することなんてできないんだから、そこは自分で判断してよ」と言いたくなることもあります。

逆にいえば、ＡＳＤではない人は、他者とのやり取りを通じてこのような暗黙のルールを、誰に教わったわけでもないのに身につけているわけです。

ＡＳＤの教育に関わる人々は、暗黙のルールを明示的に置き換えて教えていくという方法をよくとります。ＡＳＤの人に指示する場合には、「具体的に」、「はっきりと」とはよく言われることです。「人にものを借りるときには『貸して』、返すときに『ありがとう』と言うんだよ」、「上司から仕事の指示に関するメールがきたら、『承知しました』って返さなきゃ。そりゃ、会社のシステムだと既読かどうかは発信者にわかるようにはなっているけど、だからといってあなた宛の指示メールなのだから返さないと」。

また、教育や療育現場で使われる環境の構造化や絵カードの使用なども、暗黙のルールを明示化する意味ももっています。ただし、ルール自体が相手との心理的状態や心理的関係性の理解を前提としている場合には、明示化されたとしてもうまく使いこなせないかもしれません。

ＡＳＤと定型発達（ＴＤ）の社会的ルールの獲得あるいは理解の差は、明示的なルールではなく主に暗黙のルールといわれるものにありそうです。明示的なルールについてはＴＤの人と同じように獲得できても、暗黙のルールはＡＳＤの人にとっては身につけるのが難しいでしょう。

『モーツァルトとクジラ』というＡＳＤ同士の不器用な恋愛を描いた本が映画になり、原作者の１人で当事者であるジェリー・ニューポートさんがそのプロモーションで日本を訪れました。滞在中は、ことばやしきたりを知らない外国人だからと丁寧に教えてもらえ、居心地がよかったそうです。ニューポートさんによれば、ＡＳＤの人は、「地球に生まれた異星人」のようなものなので、世間や社会の常識でも、教えてもらわないとわからないこともある。しかし少しの支援があれば、社会的役割を果たせるようになるとおっしゃっていました。

ＡＳＤの人の場合、暗黙のルールを明示化されても、そこに心理的対人的な理解を求めている場合には、うまくいかないでしょう。親しくなったらタメ口を使った方がよいとわかっていても、心理的に親しくなったというタイミングを見分けられない場合などがそうです。

社会のルールは、「社会的関係性にもとづくか心理的関係性にもとづくか」、「明示的か暗黙か」という二つに分けられそうです。組み合わせると、①社会的関係性にもとづく明示的ルール、②社会的関係性にもとづく暗黙のルール、③心理的関係性にもとづく明示的ルール、④心理的関係性にもとづく暗黙のルールがあります。

①は、社会的立場・役割に従ってこのように行動しなさいということが明示されています。これはＡＳＤの人にもわかりやすいでしょう。

②は、社会的立場・役割に従う行動ですが自然に獲得されることが期待されているもので、「そんなことは教えられなかった。言ってくれればわかったのに」となるでしょう。

③心理的な関係にもとづくものは、たとえ明示されたとしてもわかりにくいでしょう。「お客様が、納得されてリラックスしたごようすだったら、次のステップの商品を勧める」とマニュアルにあっても、「納得？　リラックス？　それはどこで判断すればいいですか」と困惑するかもしれません。

④は、ＡＳＤの人にとっては、二重の意味で難しいものになります。

どう対応してきたか

教育現場などではこのような問題を抱えるＡＳＤにどのように接してきたのでしょうか。

第一は、暗黙のルールが理解できていない場合です。この場合はルールを明示化して説明します。ことば・文章・イラストにして、そこで起きていることを説明します。外的なことだけでなく、自分の発することばが相手にどのように受け止められるか、そして相手がどのような感情をもち、それが次にどんな行動になって現れるかを説明することになります。ソーシャル・ストーリーなどの技法がこれにあたるでしょう。

第二は、暗黙のルールを明示化したとしても、そのルールを実際に運用するにあたって社会的手がかり（表情・身振り・声の調子・視線など）への注目、共同注意、意図理解などが大きな役割を占める場合です。この場合は、これらの情報を使わなくてもその場にあった行動ができるようにＡＳＤの人にとってわかりやすい手がかりを提供します。環境や課題場面を構造化してわかりやすくすることで、相手との対人的やり取りにあまり依存しなくても必要とされていることがこなせるようにします。

オリジナルルール

社会的ルールには、明示的ルールと暗黙のルールがあると述べてきました。個人が社会のなかで行動する場合に、このような社会的ルールに従うことは不可欠です。しかし、人の社会的行動のすべてが社会的ルールによって厳密に規定されているわけではありません。人はその個人的体験や志向に従ってさまざまな場面での振る舞い方を学習します。人にほめられたときに素直に喜びを表現する人もいますし、謙遜する人もいます。このように、その人独自の振る舞いなどをここではオリジナルルールと呼ぶことにします。

オリジナルルールというのは、主にその人の個人的体験にもとづいて形成されたもので、社会的ルールのようにその社会集団に属するものであれば当然身につけるべきとされたものではありません。ただし、個人的経験にもとづいて獲得された振る舞いがすべてオリジナルルールではありません。「お隣さんにあいさつしたら、お母さんにほめられた」という個人的体験によって社会的ルールが獲得される場合もあるからです。

ここでいうオリジナルルールとは、人が周囲の世界と接することで自分なりに個人的経験などにもとづいて独自に身につけた振る舞いで、社会的ルールとは違い所属する社会のなかで必ずしも大多数に共有されるとは限らないものです。

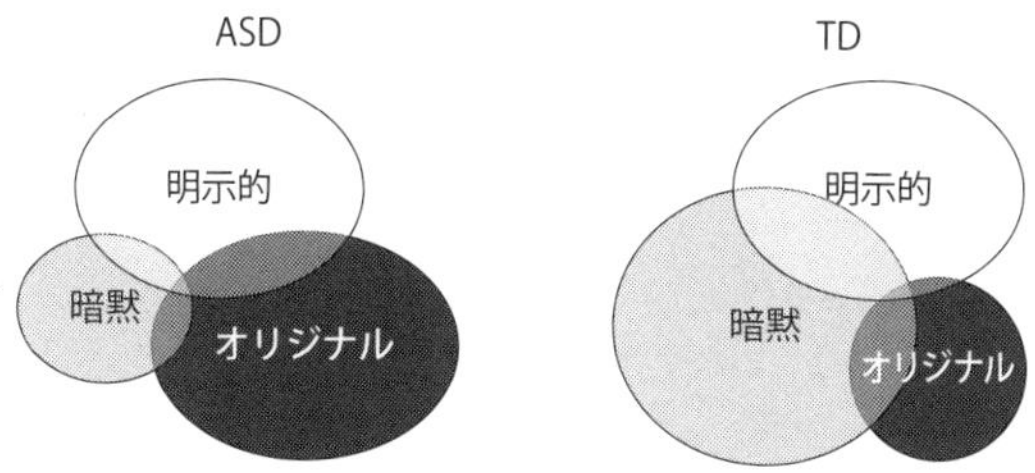

オリジナルルールが社会的ルールに優先する（わがまま、こだわりに見える）

オリジナルルールがあっても社会的ルールが優先

図 9.2　ルール間の葛藤

・妻と喧嘩したら、自分が悪いと思っていなくても謝っておく。
・野菜を買うなら有機野菜のあの店。
・休日はできるだけ家族と過ごす。

ＡＳＤの人と接していると、このオリジナルルールが強過ぎる、社会的ルールとの折り合いがうまくつけられていない、と感じることがよくあります。「デイサービスに行くときにはこの道順じゃなきゃダメだ」、「幼稚園に行くときには必ずこの服装にする」などです。

ルール間の葛藤

明示的ルール、暗黙のルール、オリジナルルールが互いに競合することはよくあります（図9.2）。

「確かにそう指示はしたけれど、相手が◯◯さんなのだからそれをやってはダメでしょう」

「事前に確認をするようにと言ったからといって、そこまで全部の確認をしなくていいよ」

「自分で判断してと言ったけど、その案件については上司に相談しなければならないよ」

などは、明示的ルールよりも暗黙のルールが優先する場合です。

世のなかには、都合上明示できないルールもあります。会社の規則としてはこうなっているが、大口取引先のZ商事の方が見えた場合には、その規則は適用されない。しかし、それを会社の規則や、まして他の顧客との契約書に書くわけにはいかない。あるいは、明示的にすることは可能だが、それを一つひとつ明示していくことが煩雑過ぎたり、うまく言語化できない場合もあります。

「はあ、どうして？　そんなの常識だろう。自分で考えろ」

と言ってしまいたくなるような場合です。

オリジナルルールが、明示的ルールとぶつかることがあるかもしれません。ある新入社員の方が、こんなことを言っていました。

「いま、勤めている会社の営業方針に納得がいかないのです。一日のノルマが決められているのです。ともかく、数をこなせと言われるのです。でも、私はお客様の要望を丁寧にお聞きして、お客様が満足いくサービスを提案させていただくことが本来のあり方だと思うのです」

「うん、君の言っていることは立派で間違ってはいないと思います。でも、だからといって他の社員が、1日10人以上のお客さんと対応しているなかで、午前と午後1人ずつしか対応できないでは営業部の戦力としては……」

「就業時間は、17時までです。私は、18時からはヨガ教室へ週2日通うことにしています。また、退職される○○さんとは一緒に仕事をしたことがほとんどありません。ですので、その会には参加しません」

これは、オリジナルルールが、暗黙のルールとぶつかった場合です。

オリジナルのルールを社会的ルール（明示的ルール、暗黙のルール）に優先させてしまうと、「わがまま」あるいは「こだわり」と捉えられてしまいます。オリジナルルールを優先し過ぎることは時には社会適応を困難にするでしょう。

オリジナルルールと社会的ルールがぶつかったときに、あえて自らの価値観に従ってオリジナルルールを優先することが意味がある場合もあるでしょう。現在の社会的ルール自体が間違っている、これは変えるべきだというような場合です。

ＡＳＤの人は、暗黙のルール自体がわからないために、オリジナルルールにもとづいて振る舞ってしまうことがあります。この場合、自分の振る舞いが暗黙のルールに抵触していること自体に気づいていません。ですから、本人のなかには葛藤はありません。混乱や困惑はあるかもしれませんが。

もう一つは、先ほど述べた意図を相互に理解して調整していくというコミュニケーションの方法がうまくできない場合です。あるＡＳＤのお子さんは、保育園に行くときの道順が決まっています。それは彼にとっては絶対的なもので、何があっても変更してはならないものです。渋滞のために別な道を通るように説得しても応じてくれません。この場合、相手が自分の意図を変更しようとしていることを理解することや、意図を互いに調整し合って行動を変えていくということが未だできないために、このような行動として現れているのかもしれません。

対人関係の上手な人は、自分のオリジナルルールを通すにしても、相手の意図に働きかけて社会的ルールよりもオリジナルルールを優先した行動をすることの意味を相手に納得させます。

ASDとTDのやり取り

社会での振る舞いに際して、社会的ルールとして明示的ルールと暗黙のルールがあり、社会的に共有されていない個人的に獲得されたものとしてオリジナルルールがあるとしました。そして、先ほど述べたように社会的ルールのなかには、社会的関係にもとづくものと心理的関係にもとづくものがあります。ここでは、議論を簡単にするため、社会的関係と心理的関係の問題はいったん脇に置いて、明示的ルールと暗黙のルールに焦点を当てて話を進めます。

ＡＳＤとＴＤといわれる人では、これらのルールの相対的な関係にも差があると思われます。明示的ルールははっきりと提示されるものなので、知的な問題を抱えないＡＳＤとＴＤで差は出にくく同じように獲得することが可能でしょう。しかし、暗黙のルールは対人的やり取りを通じて、他

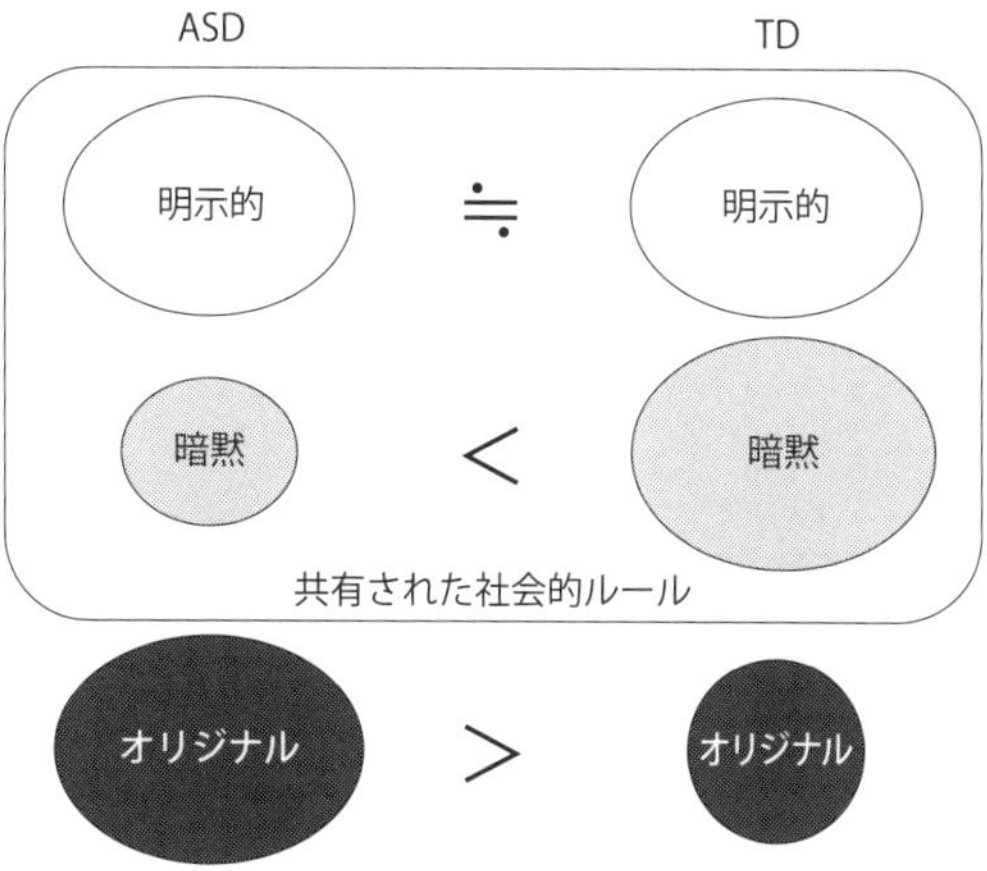

図 9.3　ASDとTDにおける明示的ルール・暗黙のルール・オリジナルルールの相対的関係の差

者の言動の観察や模倣などによって身につけるものなので、他者の発する社会的手がかり（表情・身振り・声の調子・視線など）に注目することが苦手なＡＳＤにとっては獲得しにくいと考えられます。その分、ＡＳＤの場合には、オリジナルなルールが多くなってしまうかもしれません。

明示的ルールはＡＳＤ≒ＴＤ、暗黙のルールはＡＳＤ＜ＴＤ、オリジナルルールはＡＳＤ＞ＴＤとなっていると思われます（図9.3）。

同じ社会集団・文化のなかで育ってきたＴＤの人たちは、明示的ルールも暗黙のルールもほぼ同じものを同じ程度共有しています。オリジナルなルールには互いに違いがあるかもしれませんが、職場や学校でともに生活をしていくにあたって問題になるほどではないでしょう。

ＡＳＤとＴＤの人のやり取りでも、互いに明示的ルールに従っている限りは問題はあまり生じないでしょう。しかし、暗黙のルールが適用される場面になると、ＡＳＤとＴＤのやり取りには問題が生じることになります。また、ＡＳＤの場合には、そのオリジナルなルールへのこだわりが強過ぎたり、周囲の要請に応じて柔軟に変更することができず、まわりを困惑させることがあります。ＡＳＤの人が暗黙のルールを獲得することに困難を抱える背景には、対人的やり取りのなかで、相手が発する社会的手がかりを適切に捉えてその意味を理解することの苦手さがあります。

次の章ではこの問題に焦点を当てて考えてみます。

第10章

社会的手がかりへの選好のパラドクス

——わからないから注意を向けないのか、注意を向けていないからわからないのか

対人的やり取りのなかで、暗黙のルールを獲得していくためには、他の人の表情・身振り・声の調子・視線などに着目して相手の気持ちや考えを読むことが必要でしょう。しかし、自閉スペクトラム症（ＡＳＤ）の人がこのような側面で困難を抱えることはよく知られています。でもそれだけでなく、そもそもＡＳＤの人はこのような社会的手がかりにあまり注意を向けてくれません。わからないから注意を向けないのか、注意を向けていないからわからないのか。

顔・表情認知

ＡＳＤの人が人の表情を読めないというのは、実際にＡＳＤの人と関わったことがある人なら誰もがもつ印象でしょう。ところが、研究が進むにつれて、ＡＳＤの人も定型発達（ＴＤ）や知的障害の人と同じように表情を理解することが可能だという報告が多数出てきました（別府、２０１８）。実は、実験場面でよく使われてきたようなはっきりした表情を時間をかけて判断させる場合には、ＡＳＤの人でも適切に表情を理解できます。一方、曖昧な表情を短い時間提示したときには、ＡＳＤの人では成績が低下するのです。

日常生活で、相手がわかるまではっきりした表情を一定時間し続けるなどということはあまりありません。よほど怒っていて、相手に自分の怒りをなんとか伝えたいと思っているとか、すごく面白いお笑い芸人を見て笑いが止まらないなどという場合は、ＡＳＤの人でも「怒っている」、「笑っている」とわかります。しかし、日常のなかで現れる表情の変化のほとんどは、ほんの一瞬、わずかに目元や口元が微妙に変化するだけです。ＴＤの人はそのような表情の変化を見逃さず理解をしますが、ＡＳＤの人にとっては困難になります。

ＡＳＤの表情認知に関する研究では、ＡＳＤ児は顔を分類するときに表情以外の帽子や性別、年齢などの特徴で分類する傾向が見られたり、口やおでこを隠した顔刺激の表情を弁別する課題を行わせたところ、ＡＳＤは目だけが見えている顔刺激の弁別には困難が見られます。眼球運動についての研究は、ＴＤが目に視線を向けるのに対してＡＳＤでは顔全体に大きく視線を移動させたり、口に焦点を当てがちだとの報告があります（日高、２０１１）。

Grossman, Klin, Carter, & Volkmar（2000）は、ＡＳＤは表情を自動的に処理することができず、言語化して処理するという方略を用いていると主張しました。実際に、ＡＳＤに人の表情を教える研究で、「口角が上を向いて目尻が下がっていると、喜んでいる」と教えることで表情認識が行えるようになるとの研究もあります（越川、２００４）。別府（２０１８）は、情動の理解には自動的処理と意識的処理があり、ＡＳＤは自動的処理に障害を抱えているとしています。

社会的な情報を処理する脳内の「社会的ネットワーク」のパターンがＡＳＤとＴＤで異なっているとする報告が数多くあります。人の顔を見ているときの「紡錘状回」の働きが弱かったり、心の理論課題をやっているときの「前頭葉内側部」の働き方が、ＡＳＤとＴＤで差があるというのです。

一方で、「社会的ネットワーク」に差がないという報告も少なくありません。画面上に出された顔刺激の上に注視点を提示して、さらに教示によって注意を促した場合には、ASDとTDで先ほどの「紡錘状回」の活動には差がなくなる。つまり同程度の活動が見られるというのです。また、なじみのある人物、家族、友人などを見せた場合には「紡錘状回」の活動が見られるという研究もあります。どう考えたらよいのでしょうか。千住（2018）は、社会的な情報の処理そのものの違いではなく、「他人の行動に自然に注意が向いたり、相手の行為や働きかけに自然に興味を覚えたりする心の働き、その背景にある脳の働き、つまり日常場面における社会脳の運用における違い」の可能性を指摘しています。

「あくびの伝播」に関わる研究結果もASDの自発的注意の問題を示しています。あくびがうつるというのはよくいわれることですが、これは研究でも確かめられていて、チンパンジーでも見られる現象です。そして、ASDの子どもでは他人のあくびを見ても、あくびがうつることが少ないということが報告されてきていました。ところが、視線の動きをモニターして、子どもが顔の映像を見た直後にあくび映像が流れるようにしたときには、ASD児もTD児と同じくあくびがうつったのです（Usui et al., 2013）。顔に自発的に注意を向けるところに差がありそうです。

ASDに見られる社会性の障害は社会的刺激を処理する能力自体の障害からきているだけではなく、自発的に社会的刺激に注意を向ける傾向の弱さも原因かもしれないと考えられます。

ASDのこのような社会的刺激への自発的注意の弱さは生後のかなり早い段階から生じています。

のちに自閉症の診断を受けることになった子どもの場合、生後2カ月から6カ月の間にビデオ映像のなかの登場人物の目を注視する行動が顕著に減少していたとの報告があります（Jones, & Klin, 2013）。

心の理論

「心の理論」に関してもＡＳＤでは「能力」と「運用」の乖離が関わっている可能性があります（千住、２０１８）。心の理論に関わる課題として誤信念課題といわれるものがあります。ご存知の方も多いと思いますが、簡単に紹介しましょう。

被験者は、まずサリーとアンという名の人形を見せられます。

サリーは、ビー玉をバスケットに入れたあと、部屋からいなくなります。サリーがいなくなったあと、いたずらもののアンは、ビー玉をバスケットから取り出して別の箱のなかに入れてその場を離れてしまいます。その後、サリーが戻ってきてビー玉で遊ぼうとします。

「サリーは、どこを探すでしょう」

と被験者に質問するという「サリーとアンの課題」の通称で有名な課題です。

サリーはビー玉がバスケットから箱へ移されたのを知りません。「ビー玉は、バスケットにある」（信念）と思っています。でも、現実は、ビー玉は別の箱のなかにあります。サリーの信念と現実は違っています。このときに、現実とは違うサリーの信念（考えてること）を推測できるかどうかを見る課題です。

ＴＤ児だと4歳前後にはこの課題ができるようになって、サリーは最初に自分がビー玉を入れた「バスケット」を探すと答えます。一方、ＡＳＤ児では言語発達年齢が11歳ぐらいにならないとこの課題ができるようになりません。

乳幼児用に開発されたことばを用いない誤信念課題をＴＤ成人とＡＳＤ成人に対して実施して、その際の眼球運動を調べた研究があります。この課題では、誤信念場面をビデオで提示して、その時の視線の動きを観察します。すると1歳半から2歳の幼児でも、登場人物の信念にもとづいた行動を予測するような視線の動きが見られるのです。ＴＤ成人では幼児と同じように、自発的に行動予測をしているようすが視線の動きから確かめられたのに、ＡＳＤ成人は自発的な行動予測を行っているような視線の動きが見られませんでした（千住，２０１８）。

別府・野村（２００５）は、3歳から6歳のＴＤ児と高機能自閉症児（小学1年～6年）に対して、サリーとアンの課題の改変版を行わせるとともに、なぜそう答えたのかを口頭で説明させるという課題を行いました。

ＴＤの子どもには次の3タイプが見つかりました。

タイプ1：間違って選んでしまう子。

タイプ2：正しく選ぶのだが、ことばでその理由を説明できない子。
タイプ3：正しく選んでしかもその理由を答える子。

ＡＳＤでは、タイプ1の間違って選んでしまう子と、タイプ3の正しく選んで理由も答えられる子はいるのですが、タイプ2の正しく選んでも説明ができないという子がいないのです。

ＴＤの子どもが、言語によらない直感的な心の理論の獲得から、ことばによる理由づけを行うのに対して、ＡＳＤの子どもは直感的な心の理論の獲得はなされないままことばを用いて心の理論を獲得するようです。

私も心の理論課題をＡＳＤの人に実施したことがあります。あるＡＳＤの小学生は、5年生まではこの課題がうまくできませんでした。ところが、6年生のときには正答しました。その際に彼は、「この女の子Ａは、ビー玉をこのバスケットに隠したのです。そしていなくなったのですね。そしてこちらの女の子Ｂは、その間にビー玉をバスケットから箱に移動させています。ということは、女の子Ａは、ビー玉が移された場面を目撃していないのですから……」と、まるで探偵のように推理を展開してくれました。

人の声

ＡＳＤは方言を話さないという研究をはじめた当初、多くの研究者から、「それはＡＳＤの人々がもつ独特のプロソディ（アクセント・イントネーションなどで作られることばのリズム）で説明できるのではないか」という意見をいただきました。また、ＡＳＤ児は、聴覚過敏が強く、人の話ことばに注意を向けることが難しいことも知られている（山本・楠本、２００７）ため、そのことが原因では、という解釈もありました。ここで、ＡＳＤのプロソディおよび音声処理の特徴（三浦、２０１８）を見ていくことにしましょう。

乳児は、人の音声を好んで聴く傾向があります。特に子どもに向けられた話し方、育児語と呼ばれるような抑揚の大きなゆっくりした高いピッチの話し方に対して注意を向けたりしますし、他の人よりもお母さんの声を好んで聴こうとします（Cooper, Abraham, Berman, & Staska, 1997）。

ＡＳＤは社会的な音声刺激を好んで聴くという反応に弱さがあります（Paul, Chawarska, Fowler, Cicchetti, & Volkmar, 2007）。ＡＳＤ児は育児語よりもコンピュータ合成の音や、ガヤガヤした騒音を好むとの報告もあります。さらに、ＡＳＤの育児語への選好（好んで聴く）度合いが、調査時点やその後の受容性の言語発達と関連しているとの報告もあります。周囲の人々の自分への話しかけに注意をするかどうかという点でもＡＳＤとＴＤは違っていて、さらにその程度が言語理解に関連しているとなります。

ＡＳＤは人の声に興味はもちにくいのですが、プロソディに関連する音のピッチや大きさを聞き分けることには優れた能力を示します。特に音楽に優れた能力を示す、いわゆる音楽的サヴァンというようなＡＳＤでなくても音の高さの記憶能力が優れているとする報告があります（Heaton, Hermelin, & Pring, 1998）。そして優れた音の認知は、非言語的な音に限らず言語音の認知でも同様に示されています。ＡＳＤの音声認知自体が、ＴＤに比べて劣っているという証拠はなく、ＴＤと同様かそれ以上だと思われます。

逆にこのような優れた音の識別能力がことばの習得を妨げることもあります。Jones et al.（2009）のＡＳＤ青年の音の識別に関する研究では、グループとして見た場合にはＡＳＤとＴＤの間に識別能力に差はありません。しかし、ＡＳＤの20％がまれな（exceptional）識別能力を示しました。そして、彼らは幼児のころの始語に遅れが見られたのです。これは、まるで音を正確に認知できることが、少なくともＡＳＤでは、言語習得を妨げているように見えます。

乳児は、生まれた直後はさまざまな音を聞き分けることができていて、生まれた国のことばにない音でも聞き分けられます。しかし、生後半年を過ぎるころから母国語の音のみを聞き分けるようになります。逆にいえば、母国語にない音を聞き分けることができなくなっていきます。つまり、いろんな声を母国語の音カテゴリー（音韻）に当てはめて聞くようになっていきます。日本の子どもであれば、「生後1年前後の間に『日本語耳』を獲得」し、逆に外国語の音の違いを聞き分けることは難しくなります。しかし、日本語に必要な音の識別はできるようになり、「まわりの大人が話す音声を、まさに日本語の語彙の形で聞く」ようになっていきます（馬塚，２０１２）。

ある日本語教育に携わっている方が次のようなことをおっしゃっていました。日本語だと「ん」というように認識される音が細かく区別される言語圏から来た人にとっては、その「ん」は「n」なのか「m」なのか聞き分けられ過ぎて混乱することがあるそうです。こちらは同じ音だと思って話している音のなかにも別の言語をもつ人からすれば、「この時の○の音と、別の時の○の音は違うのに?」となるのです。音の識別ができ過ぎるというのも言語学習の妨げになります。

ＡＳＤにおけるプロソディの問題は、感情の認知や伝達との関連でよく議論されてきました。ＡＳＤの人は、人の話すことばのプロソディからその人の感情を読み取ることは苦手なのだろうと思いがちですが、研究の結果はそう単純ではありません。学齢期以降のＡＳＤの研究からは、句や文を聞かせて、そのプロソディからどのような感情かを選択させる課題などでは、ＡＳＤとＴＤの間に差が見られないのです。ただし、刺激を句や文ではなく単語にすると差が見られるとの報告もありますし、より複雑な感情を表現するようなプロソディになると理解が難しくなるとする研究もあります。

感情をプロソディを用いて伝えるという側面でも、データは必ずしも一致しません。年齢や求められる感情によって結果が変わってきます。６歳から13歳のＡＳＤを対象にした、食べ物の好き嫌いをプロソディに感情を込めて言い表す課題はうまくできませんでした。しかし、14歳から21歳の

ＡＳＤを対象にした研究では、文の読みあげで話者の気持ちを表すという課題において、ＡＳＤとＴＤで差は見られませんでした。ただし、会話の相手（大人か子どもか）を意識して発話するようにと求めた課題では、ＡＳＤは聞き手を意識したイントネーションの調整を行わなかったそうです。また、8歳から19歳のＡＳＤに対して感情表現を含む物語再生課題を行わせたところ、プロソディから伝わる感情は物語に応じたものでしたが、表出の度合いがやや誇張的でぎこちないと評価されました。

プロソディから人の気持ちを推測したり、プロソディを使って感情を表現するという課題についての成績はさまざまな要因で変わるようなのです。

ＡＳＤの人の感情理解の成績は、別の認知的課題を同時に行わせると顕著に落ちます。ということは、「統制された検査や実験場面でＡＳＤ者がみせるパフォーマンスは、ノイズに溢れる日常場面でも同様に発揮されるわけでない」（三浦、２０１８）ようなのです。

心理化フィルタ仮説

小嶋（２０１９）は、ＡＳＤを「認知粒度」という観点からモデル化しようとしています。ＡＳＤとＴＤの人の差をある意味で認知スタイルの差として捉えようとしているのです。人が世界を捉えるときの分け方（概念・スキーマ）の大きさのことを「認知粒度」と呼び、これがＡＳＤの人の場合はＴＤの人より細かいといっています。ふつうの人なら気にしないようなことまで目についてしまい、そこで起きていることを物理的・因果的に、「このような事実がある」、「原因と結果はこの関係にある」というように捉えるのに対して、ＴＤの人はより粗い粒度で世界を捉え、他人の行動を心理的・志向的に、つまり「こう考えてる」、「全体的にはこういうことらしい」とみなすことができるというのです。

小嶋は心理実験や療育のためにロボットＫｅｅｐｏｎを開発しており、ＡＳＤ幼児とロボットのやり取りを観察しています。ロボットといっても高さ12センチの小さなものです。円柱形の土台の上に雪だるまあるいはドラえもんのような二頭身の体が載っています。頭は丸く目と鼻らしいものがあります。目は、白目の中の黒目を模して、白い丸の中に黒い丸があります。鼻は黒い丸です。髪の毛や口はなく、ツルンとした丸い顔に目と鼻があるだけのとてもシンプルな容貌です。ただ中身は高性能で、ビデオカメラを使って人とのアイコンタクトや共同注視ができ、上下に弾んだり左右にかしぐなどの身体動作をして感情を表すこともできます。

ロボットに出会ったときにＡＳＤ幼児たちは、どのような反応をするのでしょうか。小嶋（２０１９）によれば「Ｋｅｅｐｏｎと出会ったＡＳＤ幼児の多くは、最初はものらしく振る舞うロボットとの予測可能なインタラクションからはじまり、徐々に視線や感情といった社会的シグナルに気づいていき、Ｋｅｅｐｏｎとのやり取りを楽しむようになっていった」そうです。

問題は、一般的には他者とのやり取りが苦手で、他者の視線とか感情の理解も弱いとされているASD幼児が、Ｋｅｅｐｏｎを相手にしたときには視線や感情のやり取りを楽しんでいるということです。人とのやり取りは楽しめないが、相手がロボットだと楽しめている。なぜでしょうか。これを説明するために小嶋はフリスの「心理化」という概念を参考にして、「心理化フィルタ仮説」を提案しています。ＴＤの幼児は他人と向き合ったときに、その人が発する体の動き、表情、声などの「生データ」から「心理化フィルタ」を通すことで、視線や感情、信念や欲求、意図のような心の状態を読み取るようになる。一方、ＡＳＤ幼児はこの「心理化フィルタ」がうまく働かないために、相手の人が発する多量の「生データ」をそのまま受け止めてしまって相手との交流がうまくいかない。ところが、Ｋｅｅｐｏｎは、先に述べたようにいたってシンプルな造形をしていて、動きも視線や感情だけを表すようにデザインされているために、「心理化フィルタ」がうまく働かないＡＳＤ幼児でも交流が可能になるのではないかと述べています。つまり、余分な情報がカットされていることで、ＡＳＤ幼児にとってもわかりやすくなるということです。

社会的手がかりへの選好

小嶋の「心理化フィルタ」とは、千住（２０１８）が述べていたＡＳＤの人は社会的刺激を処理する障害ではなく、自発的に社会的刺激に注意を向けることが苦手ということに通じています。つまり、人は外界にある刺激すべてをフラットに同じように受け取るのではなく、そのなかの他人が発する社会的刺激を選択するようなメカニズムを有していると考えます。そして、ＡＳＤはそのような社会的刺激を選択するメカニズムが何かの理由でうまく働いていないのではないかと思えます。このメカニズムは、「自発的注意」、「心理化フィルタ」、あるいは「選好」などと呼ばれています。どうやら、ＡＳＤはＴＤとは違うかたちで外界の情報を受け取っているようです。

社会的刺激への着目をもとに他者の注意や感情、さらには意図など人の心的状態が推測・理解されます。その意味で、これらは他者の心的状態を理解するうえでの手がかりといえます。

ＴＤの人は、このような社会的手がかりに優先的に着目してしまいます。相手の心を読むためには、ここに注目する必要があるから丹念に観察しようとは常に考えていません。相手のちょっとした表情・身振り・声の調子・視線の変化などから相手の考えを読みます。そしてそこから、「あっ、いまの言い方はまずかったらしい」と気づいて、社会的（暗黙の）ルールを獲得することになります。

ＡＳＤの人は、社会的手がかりに自然に（意識しないで）着目することが苦手ですので、他者の心的状態を読むことに困難を示します。意図読みの苦手さの原因の一つとして、表情・身振り・声の調子・視線など必要な社会的手がかりに着目できていないことがあると思われます。

ただし、このことはＡＳＤの人も必要な社会的手がかりに着目できれば、ＴＤの人と同じように社会的刺激を処理できることを意味するとは限りません。ＴＤの人は、表情・身振り・声の調子・視線などに着目することで他者の心的状態や意図を読むスキルを発達させてきました。ＡＳＤの人は、それらに着目することが少なかったために十分にスキルを発達させてこなかったとも考えられるからです。

ＡＳＤの人のなかには、意識的に社会的手がかりに着目することで社会的ルールを獲得し、相手の心を読み取ろうとする人もいます。当事者であるロビソン（２０１２）は、ＴＤの人が行うようなかたちで人の心を読み取る能力には困難があっても、「観察する技術と論理的な分析によって」埋め合わせていて、観察力と分析と過去の経験によって人の気持ちを読むことができ、十分にやっていけると述べています。

第 11 章

伝わる情報、広がる情報

――ミームの概念

体験の共有

滝川（2018）は、自閉スペクトラム症（ASD）児は「体験を社会的に分かちあっていく歩み。その歩みにおくれをもつ」として次のように主張しています。

乳児はまわりのすべての感覚刺激に注意や関心を向けるが、まもなく「ひと」に対してより注意を向けるようになります。乳児が「ひと」に対する注意を払っているのを見ると、大人は近寄っていって微笑んで声をかけたり、抱きあげたりします。これによって子どもは、注視すると近くにきて何かをしてくれる「ひと」と何も反応が返ってこない「モノ」を捉え分けるようになります。「ひと」と「モノ」が分かれるようになると、周囲との関わり方（探索行動）も大人との「二人三脚」のものになっていくというのです。

子どもはそれまでは感覚的にキャッチした世界の捉え方をしています。しかし、大人は意味のある世界に生きています。大人は乳児が注視するもののうち、（大人にとって）意味のあるものを注視しているときに反応をします。つまり、子どもは感覚的に世界を捉えるというナマの感覚から、大人との二人三脚で探索行動を行うことを通じて、大人がもっている意味の世界を分かち合うようになります。世界は大人が「注意を共有するもの」と「共有しないもの」に分かれていきます。この過程を通じて大人が意味として捉えている体験世界が子どもの前に立ち現れます。

いま私の前には、テーブルがありその上にはコンピュータがあって、コーヒーカップがあり、ペンやハサミなどの文房具が乱雑に入ったトレーが置かれています。私は、「テーブル」、「コンピュータ」、「コーヒーカップ」、「ペン」、「ハサミ」、「文房具」、「トレー」という意味で世界を捉えています。でもこの部屋を初めて見た乳児は、茶色の平らなものの上にある白くて小さいユラユラ動くもの（風に揺れる猫の毛）に着目するかもしれません。メガネケースからはみ出た黄色いメガネ拭きの布端に目を引かれるかもしれません。子どもと大人は同じ場にいても違うものを見ています。しかし、次第に子どもは大人と「二人三脚」で世界を探索するようになって、これはテーブル、あれはコーヒーカップ、それは……と大人が捉える意味の世界を取り入れるようになります。

小さい子どもを連れて商店街に買い物に行ったとしましょう。そこはさまざまな刺激で溢れ返っています。空を見あげると雲が流れていますし、地面にはスーパーのチラシが落ちています。少し古くなったアスファルトにはヒビが入っていて、ヒビの隙間からはアリがぞろぞろと這い出していきます。スピーカーからは、「いつも笑顔の◯◯商店街」という宣伝が流れています。お祭りの電飾が飾りつけられています。新装開店したお店には、送り主の名前が書かれた花輪が置かれています。店の前で店員らしい人が呼び込みをしていますし、向かいの肉屋では奥さんがコロッケを揚げています。

子どもは地面をぞろぞろと歩いている黒い点々（アリ）に目を向けるかもしれません。あるいは、飾られた電飾の間で風に揺れるコードの動きや、歩道のタイルの規則正しい模様が気になるかもし

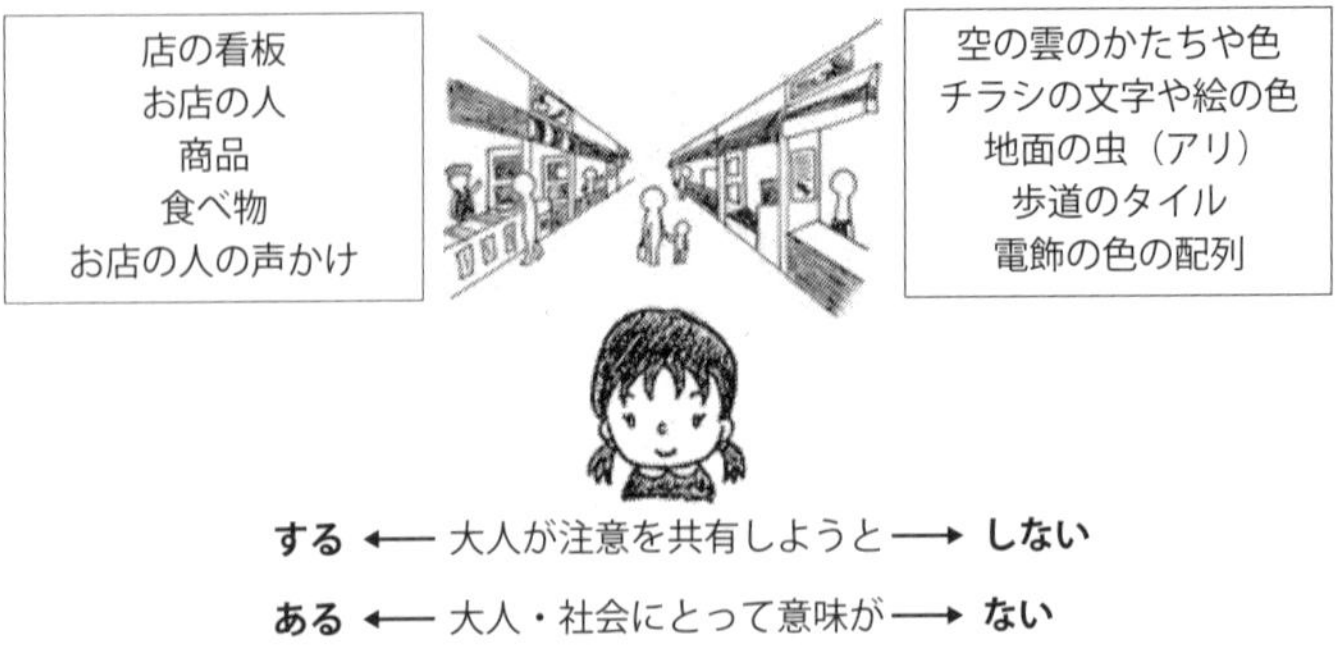

図 11.1　意味の共有

れません。でも、これらはふだん大人や社会が注意を向けないものです。大人にとってあまり意味がないものに対しては、大人は子どもと注意を共有しようとはしません。一方、店の前で呼び込みをしている店員さんや、揚げているコロッケに子どもの注意が向いたときには、「新しいお店ができたんだね」や「コロッケおいしそうだね」と言いそうです（図11.1）。さらにしゃがんでアリを見ている子どもに、「ほら、そんなの見てないで。あっちから山車《だし》が来るよ。きれいだねえ」と、大人にとって意味があるとみなすものに注意を誘導しようとするでしょう。

　滝川（２０１８）は、このようにナマの感覚からなる乳児の体験世界は、大人との二人三脚の探索によって、大人たちが意味によって捉えている体験世界へとつながっていくようになり、それが言語発達へとつながっていくとしています。一方、この二人三脚に大きな遅れをもつＡＳＤでは自力で獲得してきたオリジナルなものの見方、世界の捉え方をするようになるというのです。

ミーム

社会的ルールにとどまらず、その社会がもっているものの見方、振る舞い、知識・価値観などの情報は、人が社会と接することによって伝播し共有されていくものです。

リチャード・ドーキンスの有名な『利己的な遺伝子』のなかで提案された概念としてミームというものがあります（ドーキンス、2018）。遺伝子が世代から世代に受け継がれていくように、人間の文化を形作っている常識、風習、慣習、知識、振る舞いなどは、人の脳から脳へ伝播していく情報だと考えます。社会的に共有されている情報というのは、会話や他の人の行いの観察、本やさまざまなメディア、そして教育などによって人の脳から脳へコピーされ拡散していくものだとみなすのです。このような人の脳から脳へと伝播されていく情報のことをドーキンスは「ミーム」と呼びました。

先ほど述べた暗黙のルールにしろ明示的なルールにしろ、目の前のものを「コップ」や「テーブル」として捉えるということも、その社会集団の人々の脳のなかにあって伝達された情報という意味ではミームといえます。ミームの定義は研究領域（生物学、心理学、認知科学）でさまざまですが、人から人に受け継がれる情報という意味では一致しています（ブロディ、1998）。いろいろと批判はあるようですが、ここでは人間の文化を形作っているさまざまなものが、人の脳から脳へと受

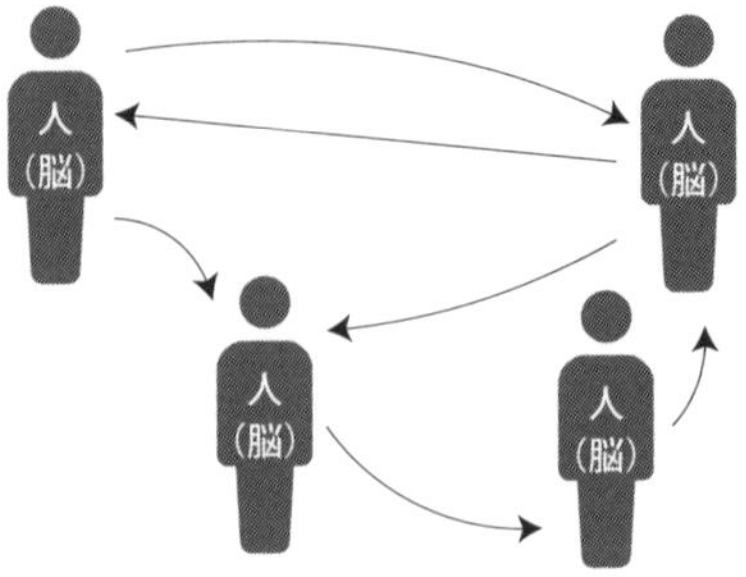

図 11.2　ミームの伝播

け継がれている情報だというところに着目します（図11.2）。

人の脳から脳へ伝達されている情報という意味では学校で習う「江戸幕府を開いたのは徳川家康」も、新聞で知った最近e-Bikeがブームらしいという情報も、あの芸能人がSNS上で炎上したということも、先輩に対してはこういうことば遣いをすべきだという常識も、滝川のいう大人のもつ意味の世界もミームといえます。

認知・知識・社会的ルールの伝達と運用

生まれた子どもはさまざまな刺激にさらされています。しかし、多くの子どもたちは、心理化フィルタあるいは社会的手がかりへの選好によって「ひと」に注目するようになります。「ひと」への注目は、その後、人のもつ意図や心的状態の理解、さらに人のものの捉え方や考え方、振る舞いを身につけることの基盤となります。私たちが身につける認知・知

表11.1　明示的伝達と暗黙的伝達

	明示的	暗黙的
伝達の方法	ことば・文字などではっきりと	対人的やり取りのなかで
前提条件	ことばの理解 文字の理解など	社会的手がかりへの選好 共同注意 意図理解

識・スキーマ・社会的ルールも、多くは人から人へと伝達されるものです。その伝達の方法には、ことばや文字などで明示的に提示されるものと他者とのやり取りのなかで伝えられるものがあります。前者の場合は、ことばや文字の理解が前提条件になるでしょう。後者の場合は、社会的手がかりへの選好、共同注意、意図理解などが前提条件になります（表11.1）。

しかしながら、ＡＳＤの人は社会的手がかりへの選好に問題を抱えるため、それ以降の発達は定型発達（ＴＤ）の子どもたちとは異なる道筋をたどるようです。

また、身につけた認知・知識・社会的ルールを運用するにあたっても社会的手がかりへ注目する必要がある場合もあるでしょう。ＡＳＤの人は社会的手がかりへの選好や共同注意・意図理解などが必要とされるような認知・知識・社会的ルールを上手に使いこなすことは難しいでしょう。

その意味では、社会的手がかりへの選好・共同注意・意図理解などの困難は、①（特に暗黙の）認知・知識・スキーマ・社会的ルールの伝達・獲得、②社会的手がかりへの選好・共同注意・意図理解などが

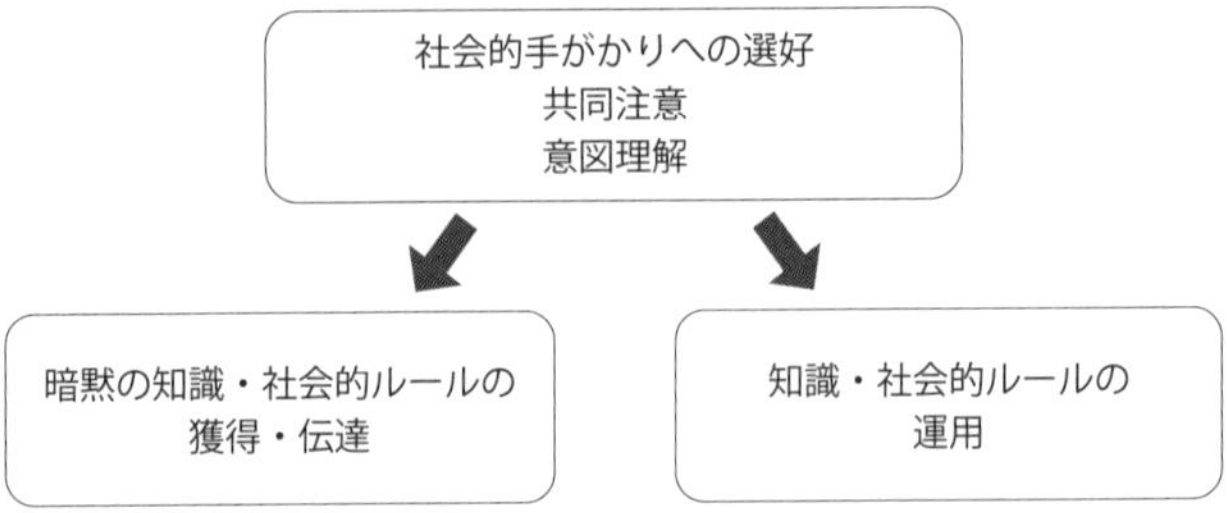

図 11.3　社会的手がかりへの選好・共同注意・意図理解が知識・ルールへ及ぼす影響

必要になる認知・知識・スキーマ・社会的ルールの運用、という二つの問題を生むことになります（図11.3）。

情報の伝播

前書でＡＳＤは意図理解が伴わない模倣はできていたとしても、他者の意図や心的状態を理解した模倣や他者をそれぞれに特徴をもった人として捉え、その人らしい身振りやことば遣いを模倣する自己化には困難を示すとしました。他者の心的状態をうまく理解できないままの模倣では、社会的な意味をもつ情報の伝播は不完全にしか行われないでしょう。

その社会集団の多くの人の脳に情報が共有される手段としては、会話、教育、マスメディアなどが考えられます。友だちとの会話を通じて就職活動のときに、最近の人事担当者がどのような学生を求めていて、面接でどういう受け答えが好まれるかという情報を獲得したり、大学でディープラーニングの講義を受講したり、ネット情報で、ある芸能人に対するバッシングの記事を読んだりします。これらの情報は、それに接した人の間で共有されたものとなります。

直接情報を提示されなくても結果的に同じ情報を獲得するということもあります。同じ環境におかれて同じ反応を求められたときに、それぞれの人々のなかに同じ情報が作りあげられることもあるでしょう。

ここでは、人ではなくネズミをまず例として取りあげます。私が以前勤めていた大学の学習心理学の先生から、ネズミ（ラット）に迷路学習をさせていると聞いたことがあります。何匹ものラットが毎日のように迷路に挑戦しています。そしてあるパターンの迷路を適切に通って餌のある場所に行けるようになりました。そのラットたちは、「最初のT字路を右に曲がってそのあと……」と、その迷路について同じ知識をもっていることになります。この迷路についての情報は、あるラットが、「こう行くと餌にありつけるぜ」、「道に匂いをつけといたからそれをたどればいいぜ」と会話して教えたのでもありませんし、「どうやるのか見てよう」と観察して学習したのでもありません。

同じように私たちも個別に学習したことであっても、同じ条件下で同じ反応を求められれば、同じ脳内情報が作りあげられるでしょう。たとえば、幼児向けのあるパズルが爆発的にヒットしたとします。親御さんがお子さんに買い与えています。それぞれの家庭で、子どもたちはそれで遊びはじめます。子どもは自分でそのパズルの解き方を見つけ出したとしましょう。そしてその解き方は、その子どもだけでなく他の子どもも見つけ出していることでしょう。

科学的発明や発見は、互いに相手のことを知らないままに、ほぼ同時期になされるということもあります。また、超個人的体験だと思っていたことが、同じようなことをしている人を知って、「君も」と思うことがあります。つまり、似たような環境におかれれば、同じような考え・反応・知識が脳内に形成されることもあります。

個人的体験

対人的なやり取りのなかでの認知・知識・スキーマ・社会的ルールなどの伝達は、常に意識的になされるわけではありません。意図的な場合もあるでしょうし、無意識的な場合もあります。情報の伝達という側面から見たとき、ＡＳＤにとって困難なのは、他者の注意のモニター、行動の適切な観察、意図の理解などが必要とされる場合です。

ＡＳＤは社会的手がかりへの選好に問題を抱えるため、対人的やり取りのなかで模倣や他者の注意のモニターを通じてなされる、ＴＤであれば自然に習得されると期待される情報の獲得が困難になります。

私たちは、つい、

「見てれば、わかるでしょ（伝達・獲得）・できるでしょ（運用）」

と思ってしまいます。

それは表情・身振り・声の調子・視線に注目できて、注意に敏感で、意図が読める人にとっては当たり前かもしれませんが、ＡＳＤの人にとってはそう簡単ではないのです。

私たちの社会は、ＡＳＤの人が最も苦手とするかたちで多くのことを伝えようとしてきました。ＡＳＤの人が獲得するのが困難なものの見方・振る舞い・知識を、人とのやり取りのなかで当たり前に獲得されるものとみなし、それらを用いて他者や環境と向き合うことを当然のこととして求めてきたのではないでしょうか？

ＡＳＤの人は個人的体験を通じて作りあげた認知・知識・スキーマ・ルールなどで環境を捉えようとしてしまいます。このオリジナルな認知・知識・スキーマ・ルールなどは社会集団の多数が共有するものと相いれずに、「感覚異常」、「こだわり」、「独特の興味・関心」とみなされるような特異な反応を生じさせています。

第12章
共同注意と情報の共有

注意の方向づけ

私たちは他者による注意の誘導を手がかりに周囲の人々と同じようなかたちで情報や情報の取り入れ方を身につけていきます。

お母さんと小さい子どもが絵本を見ています。その子は、まだ字が読めないのでお母さんが読んであげます。「バスが出発しました。ブッブー」。頁をめくって、「クマさんとウサギさんがバス停で待っています。あら、クマさんは大きなお弁当箱ももってるねえ。何が入っていると思う」と声をかけています。ここでお母さんがこのように頁をめくりながら語りかけていくことで、共同注意が可能な子どもはお母さんの注意しているものをなぞっていきます。子どもは、親や周囲の大人、そして仲間が受け取るのと同じ順序でこの本から同じ情報を獲得することになります。

動物園で、お父さんが「ほら、トラがいる」と言いながらトラを指さし、檻の前の説明看板を読んで、「へえ、トラってアジアにしかいないんだってよ」と言いました。次のラクダの前では、「ラクダって思ったより大きいなあ」と言ったあとに、説明看板を見て、「ラクダはコブが二つあるのと一つのがいるんだって」と言いました。こんなことを繰り返したとします。子どもは、次の動物を見つけると先回りして、説明看板を読んで、「カンガルーは、オーストラリアに住んでいるんだって」と言うでしょう。つまり、父親が動物園のなかで何にどのような順序で注意をして情報を

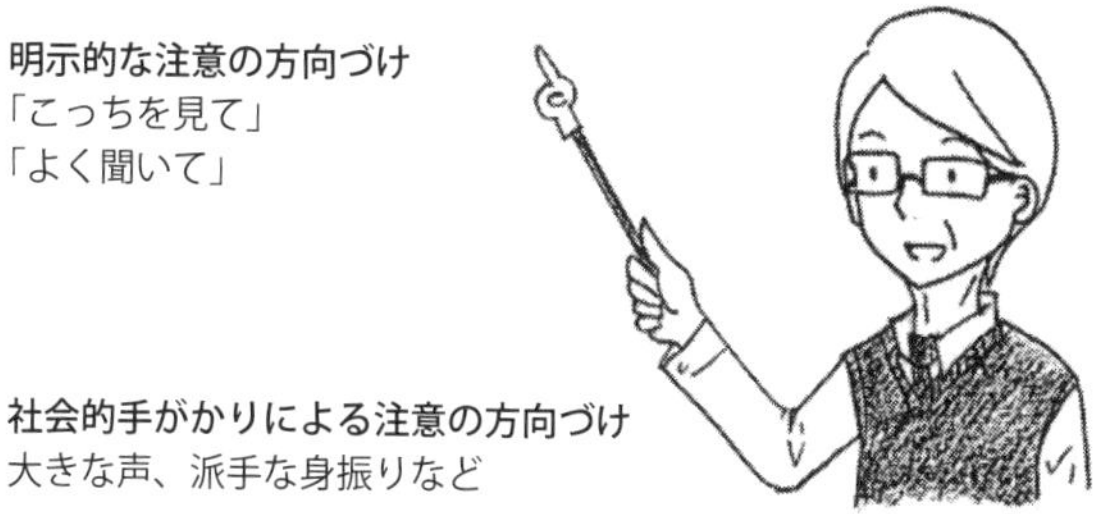

図 12.1　教師による注意の誘導

収集するかのパターンを、父親の注意をモニターすることで見つけ出したことになります。

これらは、ある絵本やある動物についての情報を得るだけでなく、絵本の読み方や動物園での動物の見方という情報取得の方法を学ぶことでもあります。

絵本読みの場合、母親は子どもの注意がどこに向いているかにかなり気が向いているでしょう。「お弁当箱のなかには何が入っていると思う」と言いながら、子どものようすを見ます。子どもの注意が絵本から離れて窓の外を見ているのがわかったとすると、「あら、ネコさん。どっから来たのかねえ」と声をかけるでしょう。一方、動物園の父親は、子どもの注意をさほどモニターしていないで、自分が興味あることをただ述べているだけかもしれません。でも、お父さんが大好きな子どもならお父さんのようすに注目しているでしょう。

次は学校での場面を考えてみましょう（図 12.1）。授業のとき、先生は、「こっちを見て」、「よく聞いて」と注意について明示的な指示を出すことがあります。すると子どもたちは、この指示に従って先生に注意を向けます。その時に、明日の遠足に持っていくものについての説明をはじめました。当たり前ですが、先生の話を聞いていた子どもたちは、みんな同じ情報を得ることになります。このように明示的に指示してくれれば、自閉スペクトラム症（ＡＳＤ）の子にとっても理解しやすいでしょう。

ただし、先生が生徒の注意を引きたいと思うときに、常にこのような明示的な指示を出してくれるとは限りません。表情・身振り・声の調子・視線などを使って生徒の注意を引こうとすることも当たり前のように行います。定型発達（ＴＤ）の子どもたちは、その手がかりにもとづいて先生が注目してほしい情報を注目してほしい順序で取り入れることができます。しかし、この方法はＡＳＤの子どもたちにとっては必ずしも有効ではありません。必要な情報を聞き逃したり見逃してしまうこともあるかもしれません。教科書に書いてあることなら、それを読んで補うことができるでしょう。そうでない場合には、他の大多数の子どもとは違うかたちで情報は取り込まれることになります。

注意の誘導といって私が思い出すのは、マジックで行われるミスディレクションです。マジックでは観客の注意をいかにそらして真実を隠すかということが大切です。ミスディレクションにはさまざまな方法がありますが、ある有名なマジシャンは、

「もし、観客に何かを見てもらいたいと思ったら、あなた自身がそれを見なさい。もし、観客にあなた自身を見てもらいたいときは、あなたが彼らを見なさい」

と言っています。これらは、相手の注意をわざと見せたくないものからそらすテクニックとして語られていますが、逆にいえば、あるものに注目させるテクニックでもあります。人は、相手が見ているものをつい見てしまうし、相手が自分を見ていると見返してしまいます。

注意の誘導といわれるものは教室のような場面でも無意識的にも行われています。相手の注意がどこに向けられているかを理解して、そこに注意を向けることは、情報を共有するうえで大切な役割を果たします。TDの子どもたちは、先生の注意をモニターできます。先生が注意を向けているものに自分の注意を向けて、みんなと同じ情報を同じ順序で取り入れることができるようになるのです。

クラスの他の子どもたちの注意もモニターできます。板書をノートに写していたら、他の生徒が騒ぎはじめて窓の外を見ています。それに気づいた子どもは、同じく窓の外を見て、校庭に野良犬が入ってきたのを見つけます。ここでも、クラスの子どもたちは同じ情報を獲得することになります。家に帰って子どもたちの幾人かは、「今日の国語の時間に犬が校庭に入ってきて」と家族の人に話すでしょう。

同じ社会集団の人々が捉える世界の捉え方を身につけるためには、共同注意が重要な役割を果たしているのです。共同注意が弱ければ、たとえ同じ環境にいたとしても入ってくる情報やその順序（パターン）は周囲の人々のものとは異なったものになります。

ASDの人は表情・身振り・声の調子・視線に着目することが少なく、日常生活においては社会的に適切な注意、つまりその社会の多くの人たちがするのと同じように自然には注目することができていません。そのため、他者が示した情報を適切に選択したり、場面とことばの関係やパターンを発見したり、彼（彼女）を取り巻く世界をどのように捉えるべきかを理解することは難しくなります。

テレビ・アニメの情報

アニメやドラマなどのメディアについても情報の選択・整理という側面から考えてみましょう。アニメやドラマにおいては、注目すべき情報は強調されるよう演出がされています。主人公の表情がアップになり、場合によっては話している人物の表情が交互に映し出され、情報はわかりやすい順序で提供されています。アニメでは必要な情報を残して、それ以外は省略するというのが基本的技法の一つです。『ドラえもん』ののび太君の机の上をリアルに描いたらどうなるでしょう。机の傷や落書き、ジュースを飲んだあとのシミやせんべいのカスが散らかっているかもしれません。アニメではそれらは描かれません。また、人の表情もわかりやすくするために不必要な動きは省略されます。逆に、わかりやすくするために誇張（びっくりして飛びあがる、怒って真っ赤になる）がなされます。人を描くにしても、動きを描くにしても提供する側が情報を取捨選択して加工しています。

テレビ番組は、定点観測の監視カメラとは異なり、演出する側が視聴者に見てほしい情報を選択して順序立てて提示しているのです。ドラマやアニメにおいては、主人公の姿・表情・動きなどは、物語の理解に関わる重要な情報です。たとえば、推理ドラマで登場人物が机の下に手紙を隠す場面がクローズアップされたとすれば、その手紙には刑事には知られたくない情報が書かれているのだなという物語上の意味をもつことを表します。日常生活では、ひと月前のある人の発言と目の前の出来事との関係をつなげることなど難しいでしょうが、テレビドラマでは回想ということで数秒の間にその情報は提示されます。

ふだんの生活では、このような情報についての情報（メタ情報）を誰かが教えたり整理してくれることはあまりありません。

「まず、倉田君の発言に注目。そのあとの小山内さんの話は無視していいよ。持田さんの表情を見て、それから、上村さんの手の動きがポイントだよ」

こんなことは、誰も言ってくれません。

たとえ細部を緻密に描いたドラマであったとしても、その場の情景がすべて均質に描かれることはありません。小説などでも同様です。ミヒャエル・エンデの『はてしない物語』のなかに主人公の少年バスチアンがトイレで用を足しながら「物語の主人公たちにこういう問題が起こらないってのは、いったいどういうわけだろう」と自問する場面があります。彼の答えは「きっとこんなことは物語の本筋とは関係がないし、大事じゃないから、こういう本ではふれる必要もないんだろうな」というものでした（エンデ、１９８２）。

私たちのまわりにはさまざまな情報があります。そこで起きていることの何が「物語の本筋」で、何が「大事じゃない」のか、その判断をしなければなりません。必要な情報と不必要な情報を選り分けて「物語を理解する」ために必要な情報をつなげていくことが重要です。

メディア（ＤＶＤ・テレビ・絵本・小説など）は、所属する集団がもっている情報のパターンを整理してくれるという意味で、私たちとＡＳＤの人をつなぐ役割を果たしているかもしれません。しかし、対人的な場面での共同注意にもとづく情報の取得パターンとメディアなどの情報提示パターンは完全には同型ではないでしょう。メディアからの情報の方がパターンは明白かもしれません。ＡＳＤの人は、時にこのようにしてメディアなどで獲得したパターンを現実世界のなかに投影して世界を捉えようとすることがあるのかもしれません。

第13章

もしも自閉スペクトラム症の子が25人、定型発達の子が5人のクラスがあったら

オリジナルな認識スタイル

滝川（2018）によれば、子どもたちの感受性の高さや特性には生物学的な個体差があり、乳児の体験世界は一様なものではなく多様性をもっています。当初はその多様性にもとづいて「ナマ」なあり方で世界と向き合っています。その後、大人との「二人三脚」の探索行動を通じて大人がもつ意味の世界へ足を踏み入れることになっていきます。

しかし、他者と注意を共有することに困難を抱える自閉スペクトラム症（ASD）の人では、個別の特性や感受性にもとづいた「ナマ」なかたちでの世界の捉え方が続くことになるのでしょう。このような世界の捉え方は、他者とは共有されておらず、個別の特性や感受性による差が見られるという意味では、よりオリジナルな色合いが強いものです。

といっても環境の影響も受けますから、彼らのまわりに存在するテクノロジーやメディア（DVDや本）などはオリジナルな認知・スキーマを形成する題材になることが多々あります。ASDの子どものなかには、恐竜博士、乗り物博士、ポケモン博士、数字博士、漢字博士などと呼ばれている子がいます。場合によっては、特殊な能力をもっているとみなされサヴァンあるいはサヴァン症候群と呼ばれます。そのオリジナルな認知やスキーマが、たまたまその社会が求めているニーズと適合した場合には、結果として数学の天才、コンピュータの天才などというかたちで社会的成功へ

①ご購入いただいた本のタイトル

②この本を何でお知りになりましたか？

③この本をお買い求めになった理由は何ですか？

④この本へのご意見・ご感想をお聞かせください。

⑤今後どのような本を希望されますか？
関心のある著者・ジャンル・テーマなどをお教えください。

■本書へのご意見・ご感想などを、小社ホームページや広告などに掲載させていただく場合がございます。

1. 掲載してもよい　2. 掲載しては困る　3. 匿名であればよい

ご協力ありがとうございました。

料金受取人払郵便

本郷局承認

3865

差出有効期間
2021年11月
30日まで

切手を貼らずに
お出し下さい。

郵便はがき

1 1 3 - 8 7 9 0

東京都文京区湯島2-14-11
福村出版株式会社
愛読者係行

リガナ	年齢	歳
名前	性別	

住所 〒 －

話

メールアドレス

職業 1. 会社員（職種 ） 4. 学 生（中 高 高専 専門 大学 大学院）
2. 自営業（職種 ） 5. その他（ ）
3. 公務員（職種 ）

のたびは本書をご購入いただきありがとうございます。
記入いただきましたお名前・ご住所・Eメールアドレスなどの個人情報は守秘義務を遵守のうえ、
籍企画の参考、商品情報の案内にのみ使用いたします。また、許諾していただいた方に限り、
書へのご意見・ご感想などを小社ホームページや広告などに掲載させていただく場合がございます。

と導くことがあるかもしれません。

見方を変えてみよう

ＡＳＤの人は少数者で、定型発達（ＴＤ）といわれる人たちが多数者です。もしこれが逆転したらどんなことが起きるでしょう。

ＡＳＤの子どもが25人、ＴＤの子が５人というクラスがあったとします。先生は、なぜかいままで通りＴＤの子に教えるような方法で教えています。この教室に授業参観に行ったとします。しばらく授業を見ていて、ふと次のように思いました。

「あの（ＴＤの）５人だけなんかおかしいな。同じタイミングで顔をあげて先生を見るし、同じタイミングで黒板を見ているよ。しかも、先生の質問に対する答えもだいたい同じだし。他の生徒がみんな自分のペースやタイミングで行動しているのに、あの子たちだけ違う。先生の質問に対する答えだって大多数がオリジナリティの高い答えをしているのに、あの集団だけみんなのようすとかうかがって意見を変えたりして変だな」

ＴＤの子どもの５人だけが同じような行動や振る舞いをしています。この場合には、その５人の生徒の均質性の方が際立って見えるでしょう。

この5人は、先生が発する声・表情・身振り・視線などの社会的手がかりに注目をします。先生が見ているものや指さしているものにも注意を向けます。先生が考えていること、意図していることなども読み取ります。はっきりは言っていないけれど、いま自分たちにしてほしいと思っていることも読み取ることができます。

以前に述べた隠れたカリキュラムのなかには、授業にあたっての学びのルールというべきものも含まれます。学びのルールのなかには、学校や先生がはっきりと明示しているものもあります。しかし、明示していない、それこそやり取りのなかで当然学んでいるだろうと思われているものもあります。学校で共通しているものもあるでしょうし、クラスや先生によって少しずつ違う部分もあるでしょう。

ある先生は、生徒の発言をとても大切にしていて、説明の途中であっても意見を拾いあげながら授業をするかもしれません。別な先生は、「○○君、静かにしなさい」と止めるかもしれません。先生が話しはじめたらどう振る舞うのか、黒板に字を書いたあとに振り返ったら何をするのか、「みなさん、聞いてください」と言ったとき、もし作業をしていたらどうしたらよいのか、そんなたくさんの学びのルールとでもいうようなものがあります。

ＴＤの子どもたちは、社会的手がかりへの選好、共同注意、意図理解などが可能です。さらに、これをベースに学校や学級の隠れたカリキュラムを先生や同級生から獲得することができます。これらにもとづいて授業をはじめとした学校での活動に参加することで、多くの子どもと同じように情報を捉え、類似のものの見方、知識、振る舞いを身につけていくことになります。

ＡＳＤの子どもにとっては、それらのルールが明示的に提示されて矛盾がないものであれば、困らないかもしれません。しかし、先生や同級生との自然なやり取りのなかで身につけることが期待されているようなものだと困ってしまいます。

学びのルールが、「相手の気持ちを考えて意見を言おう」というようなものだったら、ルール自体を理解はできたとしても実際に行うことはとても難しいでしょう。

均質化・収束化

他者の発する社会的手がかりへの選好は、私たちがこの世界をどのように見たらよいのか、環境や人々に対してどう対応したらよいのか、身のまわりのものをどう操作するのかについての文化的継承のために重要な役割を果たしています。

社会的手がかりへの選好という特性をもっているＴＤの人は、他人の注意や心的状態を感知することができるので、それに誘導されて外界の情報を捉えることができます。周囲の人々が行っているのと同様に情報を収集することで同じような認知やスキーマが形成されていくのでしょう（図13.1）。

このような過程を通じて、人々は同じようにものごとを捉え、同じようにものごとに対応してい

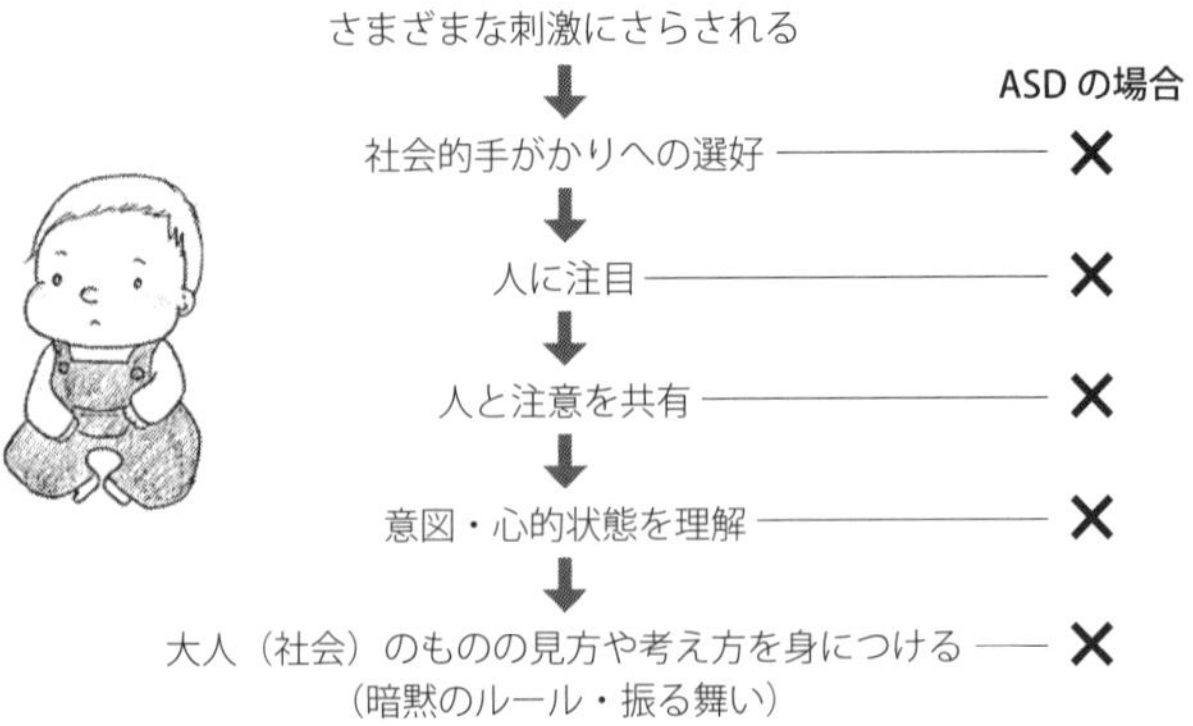

図 13.1　認知・知識・振る舞いの均質化・収束化のプロセス

くようになります。つまり、社会的に均質化・収束化していくのです。人々は、社会的に意味があるとされる認知やスキーマを身につけるようになります。商店街に行っても、ラーメン店のくるくる回る換気扇の動きに見入られて近づいたりせず、肉屋の奥さんの「揚げたてのコロッケいかがですか。おいしいですよ」という声を捉えて立ち止まるようになります。

社会的手がかりへの選好という側面に弱さをもつＡＳＤでは事情が異なります。他人の注意や心的状態をうまく感知することができず、他の人と同じように情報を収集することができません。結果として、その社会の大多数の人がもっている認知やスキーマのうち、特に対人的なやり取りのなかで自然に身につけることが期待されているものを獲得できません。先ほど述べた社会的手がかりへの選好にもとづく認知やスキーマの均質化・収束化が弱くなります。しかし、習得にあたって社会的手がかりへの選好をあまり要求しないような認知やスキーマは獲得されます。明示的にどのように情報を捉えたらよいかを指示される場合です。学校での社会科見学や理科の実験の場合には、先生が何にどのように注目するかをはっきり教えてくれます。ＡＳＤの人にとっては、明示的に示された世界の捉え方や個人的体験によって生じた認知・知識・スキーマ・社会的ルールが優位になります。

ある意味では、ＴＤの人が発達とともに個別の特性や感受性の差からくるオリジナルな世界を打ち捨て、均質化・収束化した世界へと移行していくなか、ＡＳＤの人はなおも自らの特性や感受性に依拠しながら世界・社会と対峙しているともいえるでしょう。

ある社会集団に所属する人々は、同じようなものの見方、環境への対応のしかた（このなかには対人・対物的スキル、社会的ルール、目標へ向けた行動とプランのセットとしての意図も含まれます）を共有することになります（図13.2）。これは、広い意味でのコミュニケーションや社会的相互交渉を円滑に進めるための基盤になります。私たちは、他の人も自分が捉えているのと同じように世界を捉え、同じような対応のしかたを獲得しているとみなしてやり取りをします。

ある社会集団の人々が類似の認知・知識・スキーマ・社会的ルールをもつことは、その社会に属する人々のコミュニケーションをより円滑にするでしょう。あることをやってほしいと思っていたときに、相手が自分と類似の知識をもっている場合には、「カレーの具を買っておいて」で通じるでしょう。しかし、カレーを作ったことがない人や、スーパーで買い物をしたことがない人に対しては、「豚肉を１００グラム、じゃがいも3個……」、「え、まだ自分で買い物したことないから、

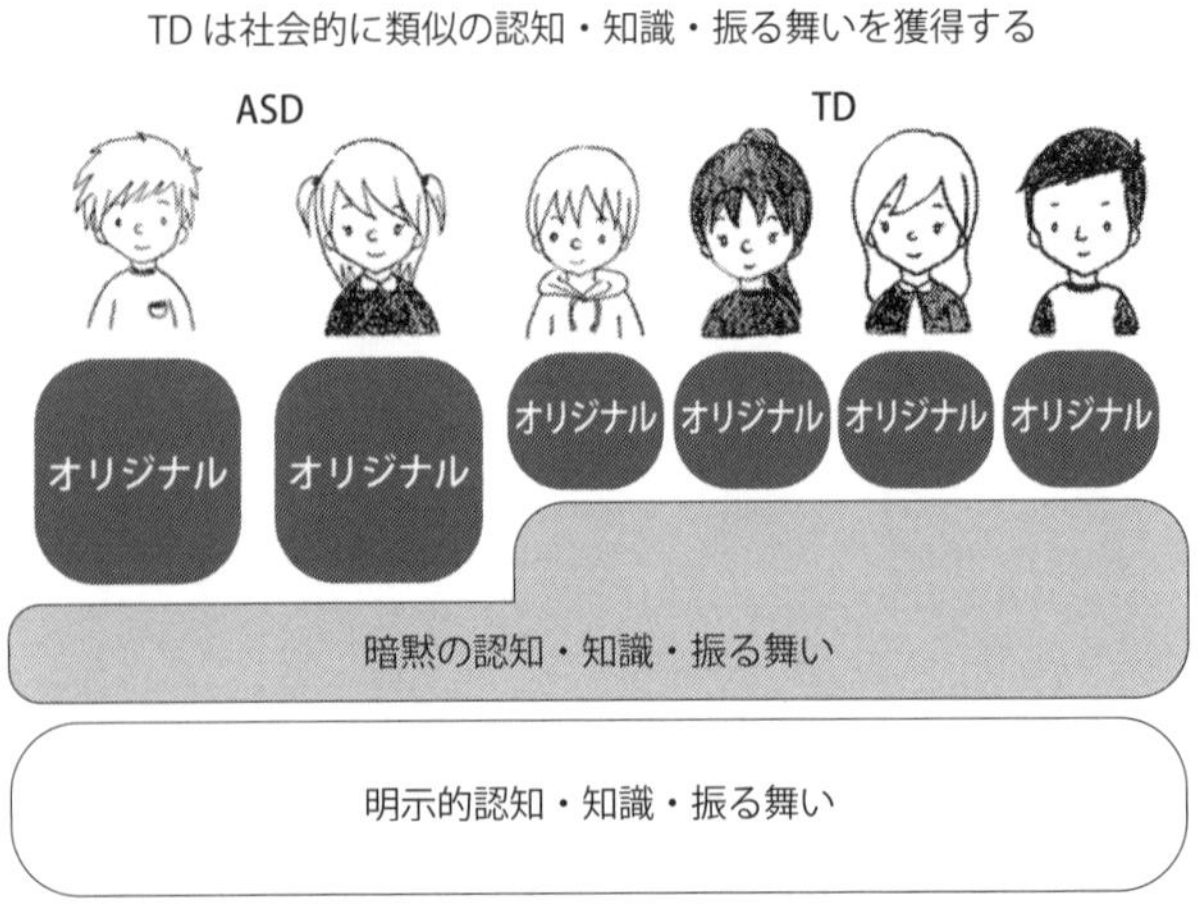

図13.2　ASDとTDの認知・知識・振る舞い

支払いのしかたがわからないの!?」となるかもしれません。

また、類似の認知・知識・スキーマ・社会的ルールなどをもつことは、意図の理解においても重要な役割を果たします。この本の途中で、意図は目標とプランであること、意図を理解するためには相手にも自分にも目標とプランのセットが共有されていることが重要だと述べました。同じ社会集団に属していれば、互いにある程度類似の目標とプランのセットを有しているとみなすことができます。

ＡＳＤの人にとっての世界は、私たちがまったく異なった文化に放り込まれて、いま何に注目して行動したらよいのかわからない状態に似ています。外国でなくてもよいです。知り合いにたまたま猟師（マタギ）の人がいたとしましょう。その人が山を案内してくれることになりました。一応言われた通りの身支度をしてついていきます。少し歩くと、「ほら、ここ見て」と木の幹についた傷のようなものを指さします。「これ、クマがつけた傷さ。でも、古いよ」と教えてくれます。残雪に残っている動物の足跡は、いましがたウサギがつけたものだそうです。そして、夕方には、私も雪の上の足跡を見て、それがウサギがつけたものかキツネがつけたものかはわかるようになりました。ただ、どのくらい前についたかとかになると猟師（マタギ）の人のようにはわかりません。私たちは、自分たちなりにいままで獲得してきたパターンで周囲に注目を払って行動をしています。異なる文化では、そのような注目のしかたはなんら意味をもたないとみなされることもあるかもしれませんし、それどころか異常であると判断されるかもしれません。

社会的手がかりへの選好にもとづいて作られた認知・知識・スキーマ・社会的ルールは、その後獲得することが期待される、より進んだ認知・知識・スキーマ・社会的ルールの基礎になるでしょう。社会的手がかりへの選好に問題を抱えるＡＳＤの場合、ある段階で認知・知識・スキーマ・社会的ルールが獲得されないだけでなく、ＴＤであればその後に獲得されることが期待される認知・知識・スキーマ・社会的ルールの獲得に失敗するかもしれません。心の理論で見られたように、ＴＤの人がもつのとは違うかたちでの認知・知識・スキーマ・社会的ルールを用いて課題を解決していくことになるでしょう。それはＴＤの人にとっては、「ぎこちない」、「わざとらしい」、「まわりくどい」と感じられるものになるかもしれません。

これまで、私たちはＡＳＤの人がＴＤといわれる人とどのように・なぜ違うのか、ということに焦点を当てて考えてきました。しかし、ＴＤの人がどのように同じようなものの見方、考え方になっていくのか（均質化・収束化）を考えていくことが、ＡＳＤの人を理解することにつながるのではないでしょうか。

第14章
おさらい

これまでたどってきた道をもう一度おさらいしてみましょう。ポイントがわかりやすいようにキーワードを太字にしました。

峯松先生が出された「**音声の絶対音感者**」説は、自閉症の方言不使用についての新たな説明を付け加えることになりました。自閉症の方言不使用について、①音の絶対的特徴にもとづく音声の聞き取り、②意図や心的状態理解の不全による周囲の人々のことばの習得の困難、③方言の社会的機能の理解・適用の困難の三つが要因として考えられるようになりました。

自閉スペクトラム症（ASD）の方言理解については、知的な遅れのないASD児に方言を共通語に翻訳させるという実験の結果が報告され、ASDは方言を話さないだけでなく、方言を理解することと自体に困難を抱えている可能性が示されました（菊池、2018）。

ASD児のことば遣いに関する菊池（2018）の第二実験の結果、相手との関係が明白（大人・先生や家族）であるときにはASDと定型発達（TD）の間でことば遣いに差はないが、相手との関係が不明瞭（友だち）な場合には差が見られるとの知見は次なる考察への道を開きました。明示的な社会的関係（先生と生徒、上司と部下など）にもとづいて適切なことば遣いを選ぶことができたとしても、心理的な関係にもとづくことばの使い分けには問題を抱えるという事実は高機能のASDの人でよく見られることです。

前書のなかで軽度のASDの人のなかには方言を使用するものの相手や状況、心理的距離の変化に応じて方言と共通語を使い分けることは苦手であろうことを指摘しました。これは、佐藤

（２００２）の方言の社会的機能説から導いたものです。方言主流社会には相手との心理的距離が近い場合は方言、心理的距離が遠ければ共通語という使い分けが存在します。社会性の障害であるＡＳＤでは相手との心理的距離がうまく理解できないために、あるいはことば遣いと心理的距離の関係を十分に把握できないために、適切な使い分けに困難を抱えるというものです。

ことばの使い分けに関連して言語学のなかで扱われるテーマとして敬語の問題があります。敬語は、社会言語学的な立場からも語用論的立場からも議論されていますが、アプローチが違います。詳しくは研究者によって主張はさまざまでそう単純ではないのですが、しいていうなら、社会言語学では、人間の社会的な関係によって自動的に決まる場合を話題にします。一方、語用論は話し手の意図的・主体的言語行動に注目します。２人の間の心理的距離の変化に応じて、どうことば遣いを変えるかという側面からこの問題を考えます。同じことばの使い分けでも、一方に社会的な立場によって自動的に決まる場合（社会言語学）と相手との心理的な関係によって決まる場合（語用論）があるということです。

前者の社会的関係（先生と生徒、上司と部下など）はＡＳＤの人にとってもわかりやすいもので、「先生にはこういうふうに話しなさい」、「上司へはこのようなことば遣いをするように」とルールも明示しやすいものです。一方、相手との心理的な関係は社会的に規定されていません。あくまでも個人が任意に判断するものです。さらに、多くの場合、「親しくない人には丁寧に、親しい人にはタメ口で」などとルールが明示されることもありません。前者のルールが明示的であるのに対して、後者のルールは暗黙的であるといえるでしょう。しかし、両者ともにことば遣いにおける社会的ルールであることは間違いありません。

前書で、ことばの習得において自己化（他者の特徴を捉え、その人らしい身振りやことば遣いを模倣すること）が重要な役割を果たしていると述べました。それを示す逸話として津軽地方の女性から聞き取った、小さいころにふだんは津軽弁を話していたが、**ごっこ遊び**で役割を演じるときには共通語だったとの報告を例としてあげました。また、津軽地方の保健師の調査からも3歳児がアニメのキャラクターの模倣で共通語的に話すとの印象があることも示してはいました。しかし、言語研究者あるいは方言研究者による実証的データについては触れていませんでした。加用他（1996）の研究は、方言主流社会では3歳児でさえ、自由なごっこ遊び場面で演じる人物のセリフとして発言するときには共通語だが、素の自分として話すときには方言になるという**ことばの使い分け**を行っていることを示しています。さらに、ドミニカ国の子どものごっこ遊びの事例によれば、このようなことばの使い分けは共通語と方言のような、もともと共通の言語から派生した場合にだけ起きるのではありません。

これらの研究は、人物のキャラクターを演じるうえでことば遣いが重要な手がかりとなることを子どもが理解していることを示しています。ここで取りあげたごっこ遊びは、子どもたちが自発的に行ったもので教師や親が主導したものではありません。他者の自己化はＴＤの子どもにとっては自然に生じるものであり、子どもがことばを学ぶうえでも、自らが所属する社会での振る舞いや言動を学ぶうえでも重要なものです。

前書のなかでコミュニケーションを考える際のキーワードであった意図の問題については、私自身引っかかるものがありました。私は、長崎他（2009）の意図を、「目標のために、未来を志向してプランを立て調整するというこころの働き」とみなす観点をもとに、意図とは「目標・プラン・調整」と考えました。そして特に「目標とプラン」の部分に焦点を当てて議論を進めてきました。しかしながら、私にとっては、意図なる心の働きが実在するのか、あるいは他人や自分の行為を説明するための便利な道具として仮想的に作られたものなのかについては不明なままでした。

このことについて、ミラーニューロン研究が光を当ててくれていました。目標とプランをセットとして捉える活動を示すニューロンあるいはシステムが存在するということが重要でした。人は目標をイメージしながら行動し、目標を思い描くことが行動を引き起こすという観念運動モデルを支持するように思えます。

そして、目標とプランをひとまとまりのものとして想定することが意図理解の基礎にあるという考えにたどりつきました。さらに、社会生活上の自然な意図理解は、他者の目標とプランにもとづく行動を手がかりに、自分のもつ目標とプランのレパートリーと照合して適合すると思われるものを見つけ出すことだとみなすにいたりました。この考えをもとに協同作業と意図の関係などについても検討を加えたのです。

それから、ＡＳＤの人が獲得することが困難とされる社会的ルールの問題を検討しました。同じ社会的ルールでも、ＡＳＤの人にとって理解しやすいもの（明示的ルール）と獲得・理解しにくいもの（暗黙のルール）があると考えられます。

ルールが明示的であればＡＳＤとＴＤの人も同じように獲得できています。一方、暗黙のルールの場合には、ＡＳＤとＴＤでは差が見られるでしょう。

発達障害の支援に関わる人は、ＡＳＤの人にとってわかりにくい暗黙のルールを明示的なかたちで提示することをさまざまな方法で行っています。ふつうであれば言わないこともあえて言語化して伝え、絵カードや環境を調整することで、そこでどのように振る舞うべきかを明白にしていきます。

ただし、社会のなかでの振る舞いについて、すべてが社会的ルールで規定されているわけではありません。個人的体験や志向によって個別に振る舞いを学習してもいるでしょう。このようなその人の独自な振る舞いなどをオリジナルルールと呼ぶことにしました。

ここで、**明示的ルール**、**暗黙のルール**、**オリジナルルール**の三つが登場することになりました。そして、この三つのバランスに着目してＡＳＤとＴＤを比較して考えてみたのです。

先ほど、明示的ルールについてはＡＳＤとＴＤでは差がないであろうと述べました。一方、他者との対人的やり取りのなかで主に獲得されるような暗黙のルールはＡＳＤでは習得が困難であるため、ＡＳＤ＜ＴＤとなるでしょう。オリジナルルールに差があるかどうかについてははっきりとは言い切れませんが、ＡＳＤでは暗黙のルールが獲得されにくい分、オリジナルルールが多くなるかもしれないと考えました。

実生活では、これらのルールが互いに競合してしまうことはよくあります。明示的ルールではこうなっていても場合によっては暗黙のルールが優先することもあります。暗黙のルールが獲得されていない、あるいはルールを運用するための手がかりに気づきにくいASDは、TDの人から見れば杓子《しゃくし》定規な考え方をするとみなされるかもしれません。オリジナルルールが他のルールと競合することもあるでしょう。オリジナルルールが明示的ルールと抵触したときに、オリジナルルールを優先してしまうことが頻発すると社会的な適応に困難があるとされます。本人には理解できない、あるいは獲得していない暗黙のルールとの競合が起きたときにはどうなるでしょう。本人には葛藤はないかもしれませんが、やはり周囲からは「わがまま」、「自分勝手」、「つきあいにくい」と評価されるでしょう。

社会的ルールといわれるものは、ある社会集団の構成員にどうやって獲得されるのでしょう。明示的なルールの場合、教育や訓練などの場で、伝えられるべき情報は整理して提示されます。受け手の側は、教育・訓練などを通じて振る舞いを学んでいきます。しかし、暗黙のルールといわれるものは、伝える側が明示的には提示しない（あるいはできない）ものです。多くは、伝える側と受け手の対人的やり取りのなかで伝わっていきます。

しかも、このような社会的ルールといわれるものは、社会集団の構成員の多くに共有されているもので、新たな参入者（子どもなど）に伝播していきます。

ＡＳＤの人に見られる暗黙のルールの獲得と運用の困難の背景には、社会的手がかりを適切に理解することの苦手さがありそうでした。

そこでＡＳＤの社会的刺激の処理に関連するものとして、ＡＳＤの感覚や認知の研究について調べ直してみました。ここで私の興味を引いたのは、ＡＳＤの特徴そのものよりも、研究間のデータの不一致や矛盾でした。統制された検査や実験場面でＡＳＤが見せるパフォーマンスが日常生活でそのまま発揮されるわけではないという事実です。表情・感情認知では**「能力」と「運用」の乖離**というような現象が見られます。また心の理論に関わる研究からは、課題を通過していたとしてもＴＤとＡＳＤでは異なるかたちで課題を処理している可能性が考えられました。一方では「能力」と「運用」の乖離、もう一方には同じく課題をパスしながらＴＤとは**異なる方略**を用いる。また、音声処理が優れている場合に、ことばに遅れが見られることがある。

ＡＳＤのこのような特徴はどこからくるのでしょうか。ＡＳＤの人の感情理解の成績が、別の認知課題を同時に行わせると顕著に落ちること、ＡＳＤの人の視線をモニターして刺激を提示した場合にはＴＤと同様にあくびの伝播が起きることは、ＡＳＤに日常見られる社会性の障害の背景に、刺激そのもの、特に社会的手がかり（表情・身振り・声の調子・視線など）への自発的注意の問題が存在する可能性を疑わせました。

小嶋（２０１９）のロボットＫｅｅｐｏｎとＡＳＤ幼児のやり取りのようすは、人との関係づくりには困難を示しながら、マペットや手人形と楽しげに遊ぶ子どもを数多く見てきたものとしては、驚きでありながらも納得がいくものでした。KeeponとASD幼児の間で社会的やり取りが生じた原因として小嶋があげた「心理化フィルタ」という考え方は、社会的手がかりへの自発的注意や選好と呼ばれるものと相通じていると私には思われました。そこには子どもが周囲に存在するさまざまな刺激のなかから相手の心の状態を読み取るのに必要な刺激に焦点を当てていく過程が想定されています。

ASDの子どもにこのような**社会的手がかりへの選好**というべきものが欠けているとしたらどのようなことが起きるでしょう。滝川（2018）は、ASDは「体験を社会的に分かち合っていく歩み。その歩みにおくれをもつ」と主張します。そして**体験を分かち合う**ためには「モノ」ではなく「ひと」に対して注意を向けることが前提となるとしています。注意を向けられた「ひと」は近寄ってほほ笑んだり話しかけたりします。このようにして注目すると反応が返ってくる「ひと」と反応が返ってこない「モノ」を区別します。

注意すべきは、「ひと」に注意を向けるのは、最初から「ひと」を意識しているからではないことです。あくまでも「ひと」が発する刺激が乳児にとって注意を引きやすいからです。顔・視線・人の声などのような刺激への選好が最初にあって、その結果「ひと」への注意が生まれ、「ひと」と「モノ」が分かれてくると考えられます。

滝川によれば、「ひと」と「モノ」が分かれるようになると周囲との関わり方が大人との「二人三脚」になります。大人と注意を共有するようになると、世界が大人と「注意を共有するもの＝大人にとって意味があるもの」と「注意を共有しないもの＝大人にとって意味がないもの」に分かれ、大人が捉えている世界への扉が開かれるのです。

ＡＳＤに見られる社会的手がかりへの選好の弱さは、この道筋からの逸脱を引き起こし、滝川のことばを使うなら「ナマ」な感覚として周囲の世界を捉えるあり方が優位になります。

子どもは、他者と体験を分かち合うことによって周囲の人々の世界の捉え方を獲得していきます。その他者もまた子ども時代あるいはそれまでの人生を通じて、他者と体験を分かち合うことによって周囲の人々の世界の捉え方を獲得してきたのでしょう。そう考えると体験を分かち合うことは、この世界をどのように見たらよいかを教えてくれるという意味で**文化的継承**という側面からも重要な役割を果たしていることになります。

ドーキンス（２０１８）が『利己的な遺伝子』のなかでミームという概念を提唱しています。人間の文化を形作っている常識、風習、知識や振る舞いは人から人へと**伝播していく情報**だとする考え方です。

人は、社会と接触するなかで社会的ルールにとどまらず、その社会がもっているものの見方・振る舞い・知識を獲得していきます。別な見方をすれば、ものの見方・振る舞い・知識は、人が社会と接することによって広がっていきます。社会のなかに生きる人は、その社会集団の人々がもっているそれらを自らのなかに複製していきます。それらが獲得されるためには、あるいは広まっていくためには、それぞれの人々に一定の知的能力と社会的能力が備わっていることが求められます。

言語や文字を使用・理解する知的能力がこれらの伝達において重要なように、社会的手がかりへの選好、共同注意、意図理解、模倣などの社会的能力も、他者がもっているものを取り込むにあたって重要な役割を演じています。

こうして獲得されたものの見方・振る舞い・知識は、社会でのやり取りや知的な課題をこなすために使われていくようになり、次なるものの見方・振る舞い・知識の獲得へとつながっていきます。子どもたちは社会的能力を発達させることで、発達レベルに応じたものの見方・振る舞い・知識を獲得することになり、その社会集団に同化し**均質化**していくことになります。同じものの見方・振る舞い・知識を有することは、その社会集団のなかでの対人・社会的な活動を助けることになります。ある発達段階でのそれらの獲得は、さらなるものの見方・振る舞い・知識の獲得を促すでしょう。

ＡＳＤの場合、対人的やり取りこそが伝播の主要な方法となっているようなものの見方・振る舞い・知識の獲得は困難になります。代わりに独自なものの見方・振る舞い・知識を獲得するようになり、独自な方法を用いて社会と関わるようになるのでしょう。しかし伝播にあたって社会的能力をさほど求められることのないものの見方・振る舞い・知識は、知的な遅れのないＡＳＤの人々には獲得されやすいでしょう。ただ、獲得したとしても、前述した社会的能力を必要とするものの場合、知的には理解できたとしても、実際には使えないということもあります。

教育やメディア、社会集団との接触をしなくても、類似の環境におかれた場合には同じような振る舞いを身につけるかもしれません。たとえば、沖縄と北海道という離れた地域に住んでいて同じゲームをもっている子どもが、同じ攻略法をそれぞれ独自に発見することもあるでしょう。類似の環境におかれた場合、相互に社会的接触はなくても同じ振る舞いや考えが共有されることはありえます。

ものの見方、振る舞い、知識の伝播にはさまざまなあり方がありますが、私たちの社会は、ＡＳＤの人が最も苦手とするかたちで多くのことを伝えようとしてきたのかもしれません。そのままでは、ＡＳＤの人が獲得するのが困難なものの見方・振る舞い・知識を、人とのやり取りのなかで当たり前に獲得されるものとみなし、それらを用いて他者や環境と向き合うことを求めてきたのです。

また、注意の共有はさまざまなかたちで子どもたちが社会の人々のものの見方や考え方を取り入れるにあたって重要な役割を果たすと考えられます。絵本読みなどにおいても、親は子どもの注意をモニターしつつ、「あら、クマさんが泣いているよ。エーン、エーン」など子どもの注意を誘導します。この**注意の誘導**によって子どもは母親が見てほしいと思う情報（泣いてるクマさん）へと導かれるようになります。また、子どもは、共同注意によって、周囲の人々の注意をモニターでき、その人々が注意を向けている情報に気づきます。日常のなかでの他者の注意のモニターを通じて、子どもは人々がもっている周囲の世界の捉え方を獲得していきます。周囲に存在するさまざまな情報のなかから注意を向けるべき情報を共同注意を通して学びます。つまり、共同注意は、**情報の選択・整理**の手がかりになっています。

情報の選択・整理という観点からすると、アニメ、ドラマ、絵本、小説などのメディアは興味深いものです。アニメやドラマでは、注目してほしい情報は事前に演出家によって選択・整理され提示されます。特撮ヒーローの物語のなかに、ヒーローが朝起きて顔を洗う場面やコンビニにおでんを買いに行く場面が毎回登場することはありません。それが、日常高い頻度で起きていることだとしてもです。アニメやドラマにとって必要なものは、そのアニメ、ドラマを成り立たせるための情報です。それ以外のものは多くの場合省略されます。

日常生活では、誰かが、「最初はここを見てください。次はこれです」と明示的に指示してくれることはあまりありません。表情・身振り・声の調子・視線に着目することが少ないASDの人は、他者が行っているのと同じように情報を選択・整理するのは難しくなるのでしょう。

そう考えると情報の選択・整理は、少なくとも①明示的な指示によってなされる場合、②他者の発する社会的手がかりへの選好をもとに他者の注意をモニターすることでなされる場合、③メディアなどのように提供する側が行ってくれる場合がありそうです。

これらを通じて、個々の具体的な情報の選択・整理にとどまらず、そのような選択・整理のしかたのパターン、つまり認知の手順（この状況ではこの順序で情報に着目するなど）をも獲得することにつながっているのでしょう。

これまで見てきた過程を通じて、子どもの認知・スキーマなども、社会集団のもつあり方へ**均質化・収束化**していくと思われます。

社会的手がかりへの選好に弱さをもつＡＳＤの認知・知識・スキーマや社会的場面でのルールは、ＴＤの人々が期待するような均質化・収束化がなされず、その独自な認知・知識・スキーマや社会的場面でのマイルールは、時に「こだわり」などとして周囲との関係に問題を引き起こすこともあります。

認知・知識・スキーマや社会的ルールの伝播の方法には幾通りかありますが、ＡＳＤの場合、その特性のゆえに、社会的手がかりへの選好、他者の注意のモニターや模倣を基盤とした伝播には問題が生じることになります。特に私たちが日常生活で人と関わるなかで自然に獲得すると期待されるようなものの見方（認知・スキーマ）や社会的ルールの獲得に困難を抱えます。私たちは、言語化・明示化することでそれらを教えようとします。しかし、認知・スキーマや社会的ルールが獲得されたとしても、適切な社会的手がかりへの選好や注意のモニター、他者の心的状態の理解ができずうまく活用できないこともあります。

最後にここまで考えてきたことをもとに、もう一度「自閉症は方言を話さない」という問題について考えてみます。

自閉症の方言不使用について、

①音の絶対的特徴にもとづく音声の聞き取り。

②意図や心的状態の理解の不全による周囲の人々のことばの習得の困難。

③方言の社会的機能の理解・適用の困難。

以上、三つの要因をあげました。

①のＡＳＤの人が音声を絶対的特徴にもとづいて処理していると仮定して、なぜ、そのようなことが起きたのでしょうか。生まれながらの特徴として、独特な音声処理があるのでしょうか。あるいは、発達のなかでそのような処理のしかたになってしまったのでしょうか。

10章で述べたように、ＡＳＤ児は育児語よりもコンピュータ合成の音や騒音を好む傾向があります。育児語への選好の度合いが言語発達と関連しているとの報告もあります。そして、ＡＳＤの音の認知能力は、ＴＤと同程度かそれ以上です。しかし、特に音の処理が優れている場合には、ことばの遅れや問題があるとされています。ＴＤの子どもは育児語を好んで聴くことで、人の声を絶対的特徴で捉えるあり方から周囲の人々が使う音カテゴリーとして捉えるあり方に移行しているようです。この音カテゴリーとして捉えるあり方が言語習得や発達にとって重要です。育児語への注意が希薄なＡＳＤでは、人の声を絶対的特徴で捉え続けるために周囲のことば（方言）の獲得に困難を示すのかもしれません。

②の他者の意図や心的状態について理解し推論するためには、他者の発する表情・身振り・声の調子・視線など社会的手がかりに着目する必要があります。さらに、その手がかりをもとに相手の心的状態や意図を理解するための認知が成立していなくてはなりません。眉間にシワが寄っているのを見ても、それが、どんな感情を意味するかを文脈のなかで関連づけられなければなりません。

表14.1　方言の習得および使用に必要な認知

		方言（自然言語）の習得と運用		
社会的手がかりへの選好	人の声への選好	方言音韻カテゴリーの形成	意図理解による周囲の人々のことばの習得	方言の社会的機能の理解・運用
	人に注目			
	人と注意を共有			
	意図・心的状態を理解			
	大人のものの見方や考え方を身につけ適用（社会的ルール・振る舞い）			

そしてこのような認知は、それ以前に社会的手がかりへの選好をもとに他者とのやり取りのなかで獲得されてきたものです。社会的手がかりへの選好とそれを基盤に他者とのやり取りによって獲得される認知の二つの問題がこのことの背景には隠れています。

③の方言の社会的機能にもとづくことばの使い分けは、一つの社会的振る舞いです。しかも、ＡＳＤの人が苦手とする自分と相手との心理的距離を維持・調整するという役割を担っています。ことば遣いがもつ心理的な働きについて気づいていない場合もあります。心理的距離にもとづくことばの使い分けを理解し上手に行うためには、相手が発する表情・身振り・声の調子・視線など社会的手がかりに着目できなければなりませんし、その社会的手がかりがもつ意味（機嫌がよい、不満げだなど）が理解できなければなりません（表14.1）。

以上が、これまでの研究に寄せられた疑問などに対して検討を重ねてきたこの時点での一つの答えです。自分なりにまとめたつもりではいますが、まだ多くの実証的検証が必要でしょう。

ところが、ここにきて新たな謎が出てきたのです。

第Ⅱ部

新たなる謎

第15章

方言を話すようになった自閉スペクトラム症

自閉症も方言を話す!?

２０１７年の特殊教育学会でのシンポジウムを終えて、部屋から廊下に出たところ後ろから声をかけられました。

「あのぉ、松本先生の本を買いました。サインしていただけませんか」

購入していただいたお礼を言いながら、本の見返しに下手くそな字でサインをして本をお返ししました。

「あのぉ、自閉症の子どもで方言を話すようになる子もいますよね？」

と質問があったので、

「ああ、そうですね。自閉スペクトラム症だからといって全員が方言を話さないということではなくて、自閉スペクトラム症の人でも、特にアスペルガーなど相対的に特性が薄い人の場合、話す人もいらっしゃいますね。そのことも本に書いてあります」

すでに、方言を話す自閉スペクトラム症（ＡＳＤ）については検証済みですので、気楽に答えました。

するとその方は、

「私の担任している子どもは、少し前から方言を話しはじめたんです。そういう子どもっていますよね？」

　と重ねて尋ねられました。

「？　それは、共通語を話していた自閉症のお子さんが、方言を話しはじめたということでしょうか？」

「ええ。そうです」

　それは考えてもいないことだったので、ちょっと戸惑いながら、

「そうなのですか……」

　としばらく首をひねってしまいました。

　シンポジウムで一緒に発表した先生を待たせていたこともあり、名刺交換をしてその場を離れました。名刺を見ると関西の公立小学校特別支援学級の先生でした。

　方言を話すようになるＡＳＤは予想していませんでした。繰り返しになりますが、方言を話すＡＳＤがいることは知っていましたし、その説明もそれなりにできていました。しかしながら、学校に入るまで共通語を使い続けていたＡＳＤの子どもが、方言を使うようになるとは考えていませんでした。

　それからしばらくして、前書で方言を話さないＡＳＤとして紹介したかず君のお母さんから次のような連絡がありました。

「実はかず君も関西弁で話す頻度が少しずつですが増えてますよ。そして、いままでずっとマイペースで単独行動の人だったのが、最近になって5、6人の仲間でＬＩＮＥを楽しんだり、グループで出かけたりしています」

先ほどの特別支援学級の先生が話されているお子さんは小学校低学年とのことですので、学校に入って方言を話す子どもたちと接するようになったから、あるいはその時期にことばが出はじめたのでは、とも考えました。しかし、かず君はすでに特別支援学校高等部を卒業して社会人になっているはずです。いったい、何がかず君に起きたのか、どんなふうに方言を話しているのか。

また、一つ謎が登場しました。２０１６年の特殊教育学会では「『自閉症は津軽弁を話さない』ファイナル」と題して自主シンポジウムを行いましたし、これまでの研究をまとめた本も翌年に出しました（前書）。自閉症と方言の問題は、自分なりに決着がついたと思っていたのですが、どうやらそうは問屋が卸さないようです。

もう一度振り返ってみよう

自分がいままでたどってきた道を再確認する必要がありそうです。これまでの研究を振り返ってみました。

「自閉症は方言を話さない」研究のきっかけは、乳幼児健診に心理士として関わっている妻の「自閉症の子どもって、津軽弁しゃべんねっきゃ（話さないよね）」という発言でした。

当初、ＡＳＤの独特のアクセントやイントネーションのことを津軽の人は方言を話さないと捉えているのだろうと私は考えていました。特別新奇な現象というよりは、共通語圏か方言主流社会であるかにかかわらず起きていることが、たまたま方言が主流となる社会ではそう見えるようになっているのだと。

しかし妻は、「いや、津軽弁をしゃべらない子どもの自閉傾向は常識だし」。

こうなると売りことばになんとやらで、「じゃあ、ちゃんと調べてやる」。

ともかくも、そこから本格的な調査研究がはじまりました。青森・秋田・舞鶴・京都・高知・北九州・大分・鹿児島の主に特別支援教育に関わる教師、そして国立特別支援教育総合研究所の専門研修に全国から集まった教師に、地域・地域の子ども・知的障害（ＩＤ）児者・ＡＳＤ児者の方言使用についての印象を評定してもらいました。結果は、ＡＳＤの人の方言使用が少ないとする印象が全国で共通していることが確かめられました。

さらに、青森および高知の特別支援学校（知的障害）において、ＡＳＤとの診断・判断がある児童生徒とＡＳＤを伴わない児童生徒の方言語彙の使用について調査を行いました。結果は、ＡＳＤの児童生徒の方言語彙使用は、ＡＳＤを伴わない児童生徒のそれに比べて顕著に少ないことを示しました。一方、対応する共通語の語彙使用には、ＡＳＤの生徒とＡＳＤを伴わない生徒の間には差がありませんでした。

一連の研究を学会や研究会で発表したときに研究者から出された解釈としては、次のようなものがありました。やや煩雑にはなりますが、理論的に重要な点なので詳しく述べます。

第一は、私が最初に考えたのと同様にアクセント・イントネーションや発音の独特さのために方言らしく聞こえないとする「音韻・プロソディ障害仮説」でした。このなかには、方言の音韻やプロソディ自体を正確に聞き取ることができず、結果として方言らしい音韻・プロソディで話せないのだろうという説も含まれます。

第二は、「パラ言語理解障害仮説」でした。音韻・プロソディだけでなく方言独特のリズム・ポーズ・身振り・声質なども含めた、文字に起こすことのできない情報のことをパラ言語といいます。そしてこれらを適切に使いこなすには、その社会的意味を理解していなければならない。方言にも独特のパラ言語があるが、それを適切に使えていないために方言を使用していないという印象が生じるのだ、というものです。

第三は、「終助詞意味理解不全仮説」です。これは、ＡＳＤの社会的・対人的認知の弱さと終助詞の機能を結びつけた解釈です。終助詞のなかには、共感・感嘆・感動・禁止などの社会的意味をもったものが含まれています。ＡＳＤの人はこのような終助詞のもつ社会的意味を理解できないために、共通語あるいは方言にかかわらず終助詞をうまく使えていないのだろう。方言終助詞というのはいかにも方言を使っているという印象を与えます。たとえば、「するばい」と言われれば博多弁、「そうどす」と言われれば京都弁というようにです。方言終助詞を使用していないと方言を話さないという印象が生じるのだという説です。

第四は、「メディア影響仮説」といわれるものです。これはＡＳＤがテレビやＤＶＤあるいは絵本など共通語が主であるメディア媒体からことばを学んでいるのだという説でした。

しかしながら、第一・第二のような発話の音声的特徴やパラ言語に原因を求める説では、青森と高知の調査で得られた方言語彙の不使用をうまく説明できません。また、方言語彙の調査の結果は、ＡＳＤの方言語彙の不使用は終助詞のみでないことを示しました。メディア影響仮説は、なぜＡＳＤはメディアからの言語習得を優先するかについて理由を説明できなければ、解釈としては十分とはいえません。

方言の社会的機能

このようななかで、弘前大学の方言学者である佐藤和之先生から、方言の社会的機能にもとづく解釈が提出されました。方言を音声的特徴や語彙そして文法ではなく、社会的な側面から見直すという新たな視点でした。

方言主流社会の人の話し方は、相手や状況によって方言と共通語の間をグラデーションのように移動しています。

佐藤先生によれば、方言には社会的機能があります。方言主流社会で育った人であっても共通語と方言を同時に使うことができる現代において、方言を話すということは、①帰属意識の表明機能、②連携意識の表明機能、③感情の表明機能、④他者との差異化機能、⑤緊張の緩和機能などの社会的機能をもっています。

相手との心理的距離や状況によって共通語と方言の使い分けがなされます（佐藤、２００２）。方言が最も使われるのは、家族や親しい人に対してであり、見知らぬ人や公的な場では共通語的な話し方になります。

ことば遣いは、相手との心理的距離に合わせて心理的に快適なものが選ばれますし、相手と親しくなりたいとか距離をとっていたいということを表明することになる、対人的関係の調整機能ももっています（ブラウン・レヴィンソン、２０１１／宇佐美、２００２／吉岡、２０１１）。

ＡＳＤは、社会性の障害を主症状とします。そのため方言あるいはことば遣いのもつ社会的意味を十分に理解して対応することや、それらの社会的働きを理解して柔軟に使い分けることは難しいでしょう。軽度のＡＳＤで方言やことば遣いを使い分けているように見えても紋切り型で、相手と自分との心理的距離の表明や調整ということになると弱くなります。

この解釈は、ＡＳＤの方言不使用という問題を、音声的特徴や語彙・文法という側面から考えるアプローチから、ことばの社会的機能という側面へのアプローチへと導くことになりました。

二つの言語習得過程

次に、ASD幼児の方言不使用の問題を考えました。もともとの妻の発言は、3歳児健診でのASD幼児を前提としたものでした。また、「方言を使うことが少なく、丁寧なことば遣い」（小枝、2007）、「親の方言などとは関係なく標準語で一本調子にしゃべる」（木村、2009）などの指摘もあります。私が、青森県津軽地方で3歳児健診に関わる保健師に行った調査結果からもASDの子どもが方言を使用しないという印象があることが確かめられました（松本、2016）。

このような幼児の方言不使用についても、前述した方言の社会的機能の解釈で理解することが可能でしょうか。この解釈に従えば、方言を話す定型発達（TD）幼児は、相手との心理的距離や状況によって共通語と方言を使い分けしていて、ASD幼児はこれができないことになります。しかし、定型発達だとしても3歳幼児が帰属意識や連携意識などを理解してことばを使い分けているとするのは無理があると考えました。

方言主流社会の子どもは、家族や保育士など周囲の人々が話している方言に触れています。しかし、方言主流社会であっても、子どもは日々テレビやDVDなどから声優やアナウンサーが話す共通語にもさらされています。このような状況のもと、TD幼児は自然言語としての方言を、ASD幼児は共通語を話しているという印象が生じています。

私は、さまざまな検討のなかで言語習得期のＡＳＤの方言不使用について、ＴＤの子どもが家族のまねもテレビ・映画のキャラクターのまねも可能であるのに対して、ＡＳＤでは家族のまねは困難だがテレビ・映画のキャラクターの模倣は可能という現象（Le Couteur 他、２０１３）に注目しました。ことばを学ぶときには、相手の心の状態を理解すること、特に意図理解が重要な役割を果たしています（トマセロ、２００８）。ＴＤの子どもは、共同注意、意図理解、そして自己化などを通じて周囲の人々のことばを学んでいきます。しかし、ＡＳＤの子どもは、これらに困難を抱えるため、周囲の人々が使うことば（方言）を学ぶことが難しい。そこで、繰り返し見るＤＶＤや動画などのことば（共通語）を、その話者の意図などは十分に理解しないままパターンとして覚えているのではないか。

この考察にもとづいて、言語習得の二つの道筋を想定したモデルを提出しました。

一つは、他者とのやり取りのなかで相手と注意を共有し、意図を読み取り、他者をモデルとしてその人を自分のなかに取り入れるようにことばや表現法を学んでいく道筋、そしてもう一つは機械的あるいは連合学習的に場面とことばをパターンとして結びつけていく道筋です。

ＴＤの子どもたちは、どちらの道筋からでもことばを学ぶことができますが、ＡＳＤの特性をもつ子どもでは前者の道筋からの学習は難しく、後者のあり方でのことばの学習が優位になってしまいます。

方言を話すASD

方言を話すASDについては次のように考えていました。

ASDの人は方言を話していたとしても、心理的距離の変化などに応じてことば遣いを柔軟に変えていくことは難しい。以前はいわゆる「アスペルガー」と診断されていたようなASDの人の場合、社会性の障害がそれほど重度でなければ一定の意図理解は可能なのだろう。幼児期の言語習得の時期に周囲の人々とのやり取りからことば（方言）を習得することができても、より複雑な意図および心的状態の読み取りは苦手で、心理的距離に応じて方言と共通語を切り替えることが困難なのだろうと考えていました。

このことは、方言と共通語の使用という側面から見れば、方言主流社会には、少なくとも、

①方言を話さず共通語を話す。

②方言（あるいは方言と共通語）を話すが、共通語と方言の使い分けに困難を抱える。（知的に高いASDの場合）状況や場面を手がかりにした使い分けはできるが、心理的距離の理解にもとづく方言と共通語の使い分けは困難。

という二つのタイプのASDがいるのではないかと思っていました。相対的には、ASDの程度が重いほど①に近くなり、軽くなれば②になるだろうというのが予想していたことです。

しかし、それまで共通語しか話していなかったＡＳＤが方言を話すようになるとは考えてもいませんでした。

第16章
再び調査開始

私は、学会や研修会などで自閉スペクトラム症（ＡＳＤ）と方言の話を何年もしてきました。「方言を話すＡＳＤもいますよね」と尋ねられたことはあっても、「いままで共通語を話していたＡＳＤが方言を話すようになりますよね」と言われたのは、２０１７年の学会でサインを求められたＯ先生が初めてでした。

このような事例は他にもあるのでしょうか。

事例がどのくらいあるのかわかりませんが、かなりまれだと思われました。Ｏ先生からの声かけ以来、講演や学習会のたびにこのような事例をご存じないかを尋ねました。また、キャリア教育の研修会など全国で講演する機会の多い共同研究者の菊地一文先生にもリクルートをお願いしました。

半年ほどリクルートをしましたが、該当する事例を知っているとの報告があったのは数名だけでした。そこで、Ｏ先生の教え子とかず君、そして新たに申し出のあった方、合計７名の方を対象にパイロット的に調べてみることにしました。

周囲のことばを習得し使用するようになるには、共同注意、意図理解、自己化などの対人的スキル／対人的認知スキルの獲得が重要だと主張してきました。共通語を話していたが方言を話すようになった事例では、その時期にこれらのスキルが獲得されたのでしょうか。保護者や教師に尋ねてみることにしました。その結果、これらのスキルと方言使用の間に関係がありそうであれば、より組織的な調査をしてみようと考えました。逆にいえば、そうでなかった場合はもう一度仕切り直しです。しかたありません。研究とは常に〝アタリ〟を取れるわけではないのです。「これは違った」となれば、選択肢の幅が狭まったと考えて次に進むしかありません。

この調査のうち、5名分の結果は、松本・菊地（2019）が報告しています。ここではその後、協力が得られた2名および追加調査の結果も含めて述べていきます。

ASDの診断やスクリーニングのために養育者に対して行われる検査（日本語版M-CHAT、日本語版Vineland-II、PARS-TR）や松本他（2018）が指摘する意図理解・調整・参照行動を参考にして対人的スキル／対人的認知スキルに関する55問の質問を作成しました。この項目は、ことばの使い分け、家族および友だちとの余暇活動、周囲への興味関心、感謝・謝罪の表現、会話の継続性や関心、模倣（セリフや口調）、模倣（ごっこ遊びなど）、共同注意、意図理解、意図参照、意図調整に関する質問を含んでいます。

これらの項目について、それがいつ獲得されたのかを尋ねました。選択肢は、「方言を話すようになった前後（1年以内）」、「それ以前」、「現在もできない」、「不明」です。

また、方言を話すようになったきっかけ、その時期の本人の変化、その時期の環境や周囲の変化、その時期の家族との関係の変化については記述式の質問で保護者または担任教師などに尋ねました。

対象となった方の年齢は8歳から23歳とかなり幅がありました。また、知能指数・発達指数・社会生活指数も30台から80台後半とさまざまでした。さらに、驚いたことに方言使用開始時期も、Aは小学1年、Bは小学4年、Cは高校2年、Dは18歳、Eは高校2年、Fは小学4年、Gは小学2年とバラついています（表16.1）。必ずしも、入学・進学に伴って方言を話すようになったわけで

表 16.1　方言を話すようになった7名のASD

対象者	A（男）	B（女）	C（男）	D（男）	E（男）	F（男）	G（男）
調査時年齢	8歳	10歳	17歳	20歳	23歳	12歳	9歳
方言使用開始時期	小1（7歳）	小4（9歳）	高2（16歳）	18歳	高2（16歳）	小4（9歳）	小2（8歳）
方言の地域	関西	九州	関西	関西	関西	中部	関西
IQ/DQ/SQ*	58（DQ）	89（IQ）	78（DQ）	68（DQ）	82（IQ）	64（SQ）	姿勢・運動　39（DQ） 認知・適応　37（DQ） 言語・社会　32（DQ）
診断名	自閉スペクトラム症	アスペルガー症候群	自閉症	自閉症知的障害	自閉症	自閉症	自閉症
評価者	担任	保護者	担任	保護者	療育担当者	担任	担任

＊ IQ：知能指数、DQ：発達指数、SQ：社会生活指数

もないようです。いったい、何が起きたのでしょう。

方言を話しはじめて2年以上たっている人もいました。方言を話すようになった前後（1年以内）に獲得されたと回答のあった対人的スキル／対人的認知スキルのなかには、方言を話しはじめて以降に獲得されたものも含まれている可能性もあります。ここでは、方言使用開始時期以降に獲得されたものとして考えていきます。

対人的スキル／対人的認知スキル

対人的スキル／対人的認知スキル獲得と方言使用の関係を図16.1に示しました。以前から身についていたスキルと方言使用開始時期以降に獲得されたスキルの合計、つまり調査時に獲得されている

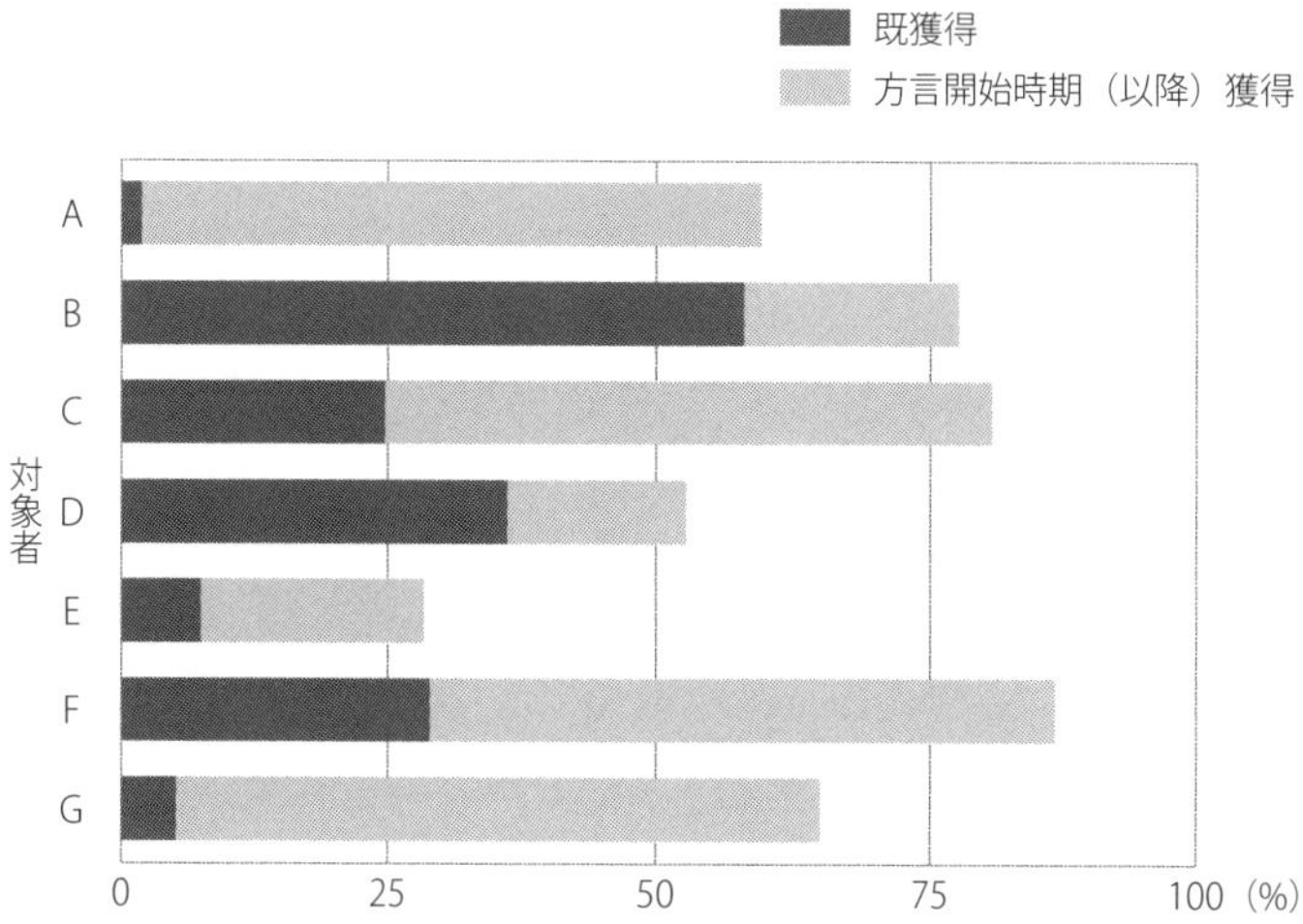

図 16.1　対人的スキル／対人的認知スキルの獲得と方言使用

スキルは、3割から9割弱で人によってさまざまです。

では、調査時に身についているとされたスキルのうちどのくらいが方言使用開始時期以降に獲得されたのでしょう。Aでは97％、Bでは26％、Cでは71％、Dでは31％、Eでは75％、Fでは67％、Gでは92％となりました。最低でも4分の1の項目が方言使用時期開始以降に獲得されているとなっています。Eを除けば、方言を話しはじめて2、3年以内であることを考えると方言使用開始時期以降、対人的スキル／対人的認知スキルが急速に獲得されたように見えます。方言使用開始時期以降に全員が獲得した項目があれば、それは方言使用に関わっているかもしれないと思いました。しかし残念ながら、7名全員に共通する項目は存在しません。ただし、以前からできていたものを含めると次のような項目があがってきました。全員で獲得できているとされたスキルです。

・周囲の人に興味をもっている。
・他者への気遣いがある。
・周囲の人の特徴的なセリフの口まね。
・「○○しよう」、「こうやってみたら」などの他人の提案や依頼に対して、うなずき・身振り・ことばなどで反応する。
・興味をもったものを指さして伝える。
・他人の注意を引こうとするようすが見られる。
・他者の顔を見て、反応を確認する。

これらの項目は方言を使うようになる条件でしょうか。そうかもしれないし、そうではないかもしれません。それには、これらの項目が獲得できていなければ方言を使わないということが明らかにならないといけません。一方で方言を使わない人が、これらが獲得できていないことを意味するわけでもありません。

逆に、7名中5人以上ができない項目として次の三つがあります。

・同じ相手でも場面（公的な場と私的な場）によってことばを使い分ける。
・会話で話題にのっていける。脇道にそれない。

・10分間、会話を続けられる。

S–M社会生活能力検査

先ほどの質問紙の結果から、方言を話すことと対人的スキル／対人的認知スキルの獲得が関係しているといえるでしょうか。そうとは言い切れません。全般的な発達の伸びが背景にあるのかもしれませんし、社会的能力全般が伸びているかもしれないからです。そこで、S－M社会生活能力検査を行うことにしました。

S－M社会生活能力検査とは、ふだんの生活で見られる社会的能力を測定するための質問紙です。対象年齢は1歳から13歳ですが、遅れがある場合には14歳以上の人にも使えます。この検査には身辺自立、移動、作業、コミュニケーション、集団参加、自己統制の六つの領域が含まれています。身辺自立とは〝衣服の着脱、食事、排せつなどの身辺自立に関する能力〟、移動とは〝自分の行きたい場所へ移動するための能力〟、作業とは〝道具の扱いなどの作業遂行に関する能力〟、コミュニケーションとは〝ことばや文字などによるコミュニケーション能力〟、集団参加とは〝社会生活への参加の具合を示す能力〟、自己統制とは〝わがままを抑え、自己の行動を責任をもって目的に方向づける能力〟です。

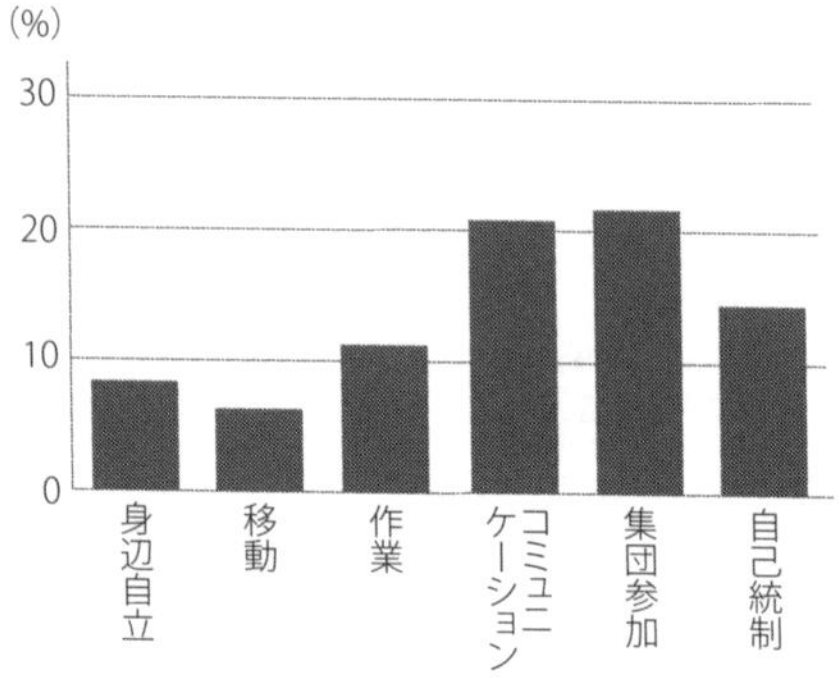

図 16.2　S−M 社会生活能力検査の方言使用開始時期以降の伸び
（項目数にもとづく割合）

それぞれの質問項目について「できる」あるいは「できない」で判断してもらいます。さらに、今回は「できる」と判断された項目のうち、方言を使うようになった時期以降に獲得されたと思われる項目をチェックしてもらいました。

6名（A・B・C・D・E・G）について回答が得られました。

6名のそれぞれの結果をもとに描いたプロフィールを見てみましたが、社会生活能力全体の値も人によって違いますし、各領域が示すプロフィールもさまざまでした。また、コミュニケーションや集団参加が他の能力に比べて特に優れているというような傾向は見られません。

そこで、方言を使うようになった時期に特定の領域に伸びが見られたのかどうかについて見てみたいと考えました。6名全員のデータをもとに「できる」とされた項目のうち、方言を使うようになった時期以降に

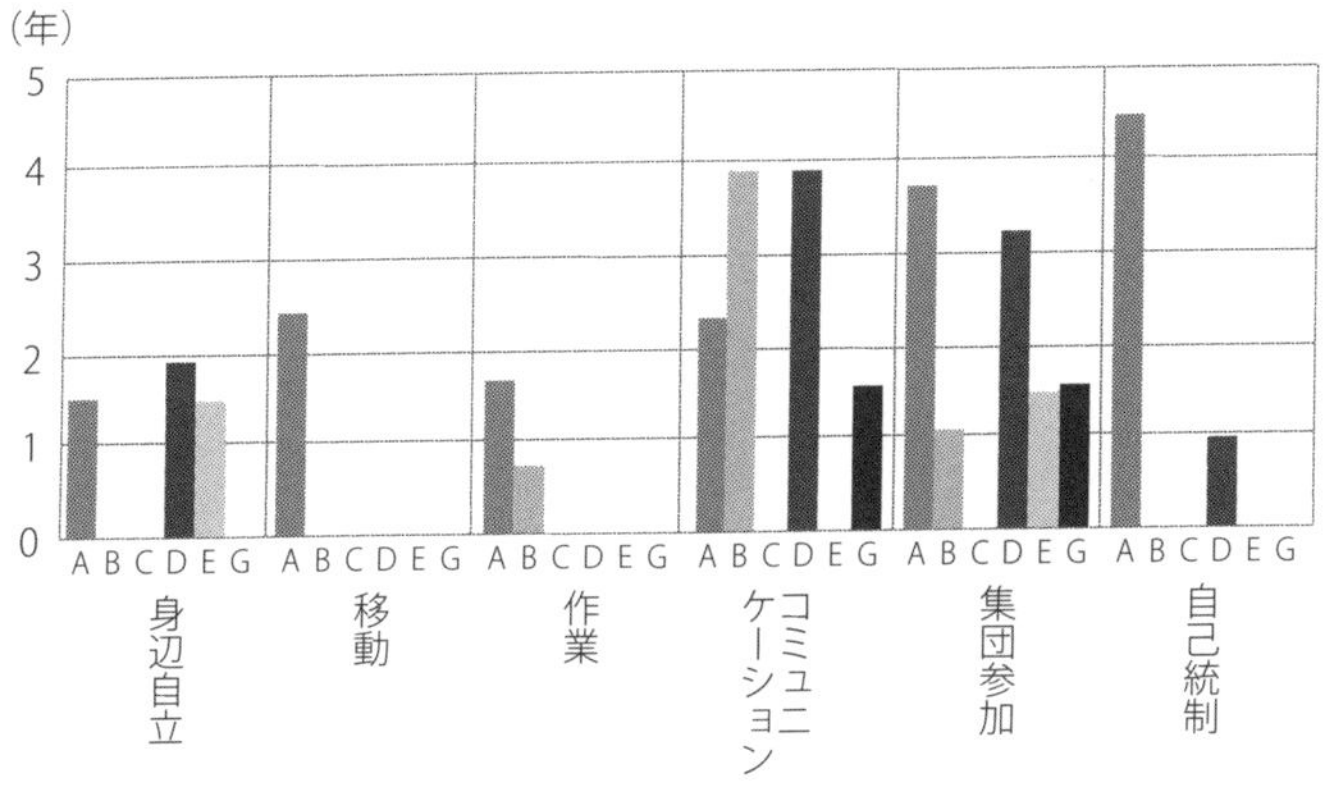

図 16.3　S－M 社会生活能力検査の方言使用開始時期以降の伸び（年数）

獲得された項目の割合を領域ごとに求めてみました（図16.2）。

結果は、コミュニケーションと集団参加の領域で最も伸びが見られました。

もう一つ、別な分析もしてみました。この検査では、領域別の社会生活年齢を求めることができます。そこで領域ごとに方言使用開始前と方言使用開始時期以降の社会生活年齢の差、つまり領域ごとの伸びを個人ごとに出してみました（図16.3）。やはりコミュニケーション、集団参加での伸びが目立っています。

S－M社会生活能力検査の結果も方言を話すようになった前後に他者との関係に変化が見られたことをうかがわせます。

きっかけ、変化

方言を話すきっかけと本人の変化についての回答を表16.2と表16.3に示しました。すべての回答者が同年代（友だち、クラスメートなど）との関わりの変化に言及しています。不思議なことに、家族がきっかけという報告は一つもありませんでした。

また、方言を話しはじめたときの環境や周囲の対応に関しても同級生との関係の変化が報告されていました。

方言を話すきっかけ、本人および周囲の変化という質問への答えから一貫して見えてくるのは、同年代との関係が変化し豊かになっていっているという印象を、報告者の方がもっていることです。

家族との関係の変化

では、方言を話しはじめたとき、家族との関係に変化はあったのでしょうか。これまでの質問に比べると答えはとてもあっさりしていました。ただし、回答者7名のうち5名が教師だったため、家庭のようすについてはあまり情報が取れなかったのかもしれません。

表16.2　方言を話すきっかけ

A	大きな（劇的な）きっかけは思いつきませんでした。しいていうなら「友だちと一緒に過ごすことを意識しはじめた」から、人と暮らすことが心地よくなってきたからでしょうか。
B	決定的なきっかけはないが、交流級のクラスメイトやあまり親しくない生徒ともふつうに会話するようになった。
C	修学旅行などで、指導者・友だちに慣れた環境になったのか、その後にクラスで関西弁を話したところ、みんなが面白がってくれたのがきっかけになり、それからは少しずつ慣れた場所（クラス）で関西弁を話すようになりました。
D	サークルを通じて知り合った友だちと弟がLINEグループをはじめて（その友だちが作った）ユニークな画像を送り合ったりしていることに興味をもちはじめ、彼らとグループ行動をしたり、LINEに入って会話するようになったころ。
E	それまで……（中略）……表情も固く他の人への興味・関心が薄かったが、安心した環境のなかで、少しずつ友だちと遊ぶことが増えてきた。時々、慣れた指導者や友だちに方言で話すことが見られるようになった。クラスのカラオケ外出では、方言で話してみんなから笑いを取り、一層方言で話すようになった。その時期には少しずつタメ口も覚えて話すようになってきた。
F	特別支援学級以外の児童と関わる機会が増えた。
G	給食のときにおかわりがほしいけれど、実際はおかわりがないときがあった。「ない」という事実を伝えるだけでなく、「しゃーない」となくても大丈夫なことを伝え、代わりの食べ物があるときは、そっちはどうかと聞くようにした。

表 16.3　本人の変化

A	方言を話しはじめたころから、自分から友だちに会いたくて帰ってくるときに通り道で待ってたり、自分から手を振ってみたいと手を振るタイミングを練習したり、自分が描いた絵を見てもらいたくて、画用紙を友だちに見せる練習をしたりなどの行動が増えました。さらに、いままで知らなかった新しい友だちともコンタクトを取りたいという気持ちが芽生えています。
B	自然なコミュニケーションがとれて方言が出るようになってきた 9 歳ごろから、お友だちと放課後に遊ぶ約束を自分でしてくるようになった。
C	それまでは人への興味・関心が薄かったが、友だちへの興味をもつことが増えました。また実際的な関わりも増えたように思います。
D	（学校卒業後）特別支援学校時代の友だちと会いたがり、同窓会には必ず出席し、それ以外のときでも誘い合わせて焼き肉に行ったり、回転寿司に行ったりするようになりました。
E	こだわりが強く、ずっと上下とも決まった色（黒か白）の服しか着なかったが、緑の T シャツなどを着ることもできるなど、ことばだけでなく、外見でも変化が見られるようになってきた。
F	本人の興味・関心の幅が増えた。以前は、鉄道の話ばかりだったのが部活の話やゲームの話をするようになった。
G	目が合うようになった。表情が豊かになった。集団参加ができるようになった。話してくるようになった。聞いてほしい、見てほしい気持ちが強くなった。クラスの友だちを気遣ったり、譲ったりすることができるようになった。切り替えや折り合いがつけられるようになってきた。見通しがもてるようになった。物より人に興味が出てきた。ボディイメージが出てきた。好きな人と一緒に〇〇したいようすが見られるようになった。偏食が少なくなった。

保護者が回答したBの場合は、家族との関係は変化していないとなっています。Dの場合は、家族ＬＩＮＥをはじめてきょうだいの会話が弾むことが多くなっているとの回答がありました。いずれにしろ、友人関係や学校での関わりに関する報告に比べると変化が小さい印象でした。

対象者が使う方言

方言を話すようになった対象者のなかには関西圏の方もいました。もしかすると、テレビに出ている関西圏タレントの「何でやねん」、「あほちゃうか」などの決まりきったセリフを主に使っている可能性もあると思っていました。

使っている方言の例を具体的にあげてもらいました（表16.4）。「○○なんやでぇ」、「○○やん」、「○○やし」、「覚えてへんわ」、「○○せえへんか」というような相手に同意や共感などを求める方言終助詞が多数報告されています。また、「お風呂いらん」、「○○せんとこ」、「○○君、きはるわ」のような動詞の活用が方言になっているものもあります。イントネーションが方言になってきたとの報告もあります。

方言を使う相手と場面について尋ねた結果は、興味深いものでした（表16.5）。よく使う相手は、「クラスのみんな、家族、自分のことを伝えたい人」、「父親と母親のみ」、「年下の女生徒によく使

表 16.4　使用する方言の例

A	「○○なんやでぇ」、「だじゃれ言うでぇ」、「○○やん」、「○○やし」、「○○せなあかん？」、「なんでやねん」、「もう、○○ちゃんは 2 年生やし。1 年生はちびっこやしー。1 年生は（外に行くときに）並んで歩かなあかん？」、「これ○○ちゃんのことやし」、「紙を切るしー、ゴミ箱がいる？」、「ほらー、みんなー、鉛筆がカラフルになったんやでぇ」、「みどりちゃーん、聞いててやぁー」
B	「今日理科のテストがあったんよー」、「○○ちゃんが風邪ひいとったんよー」、「なんか耳が聞こえん」、「今日はお風呂はいらん！」
C	（下級生の友だちに）「○○ちゃん、○○したらアカンでぇ。○○しなアカンでぇ」、「○○ちゃん、○○せんといてー」、「はよ、○○しいやー」、「○○せんとこー」 いろんなことばを多用するというよりもイントネーションを関西弁に合わせようとすることが多い。
D	「せや」、「この音は尺八？　フルートに似てるけど、ちょっとちゃう」、「なんなん、これ」、「よかったやん」、「ようあんな機能使ってんなあ」、「なんやったっけ、これ？」、「実は、イヤホン壊したん、僕やねん。手が引っかかって、曲がっちゃって」、「ノーカットやったら録画しようかな」、「全然覚えてへんわ」、「何これ。見せ場あらへんやん」、「味見してみたけど、めっちゃ苦かった」、「そうや。よう覚えときやー」、「そう！だから見に行きたいねん！」 <u>方言イントネーション</u> 「チャンネル変えていい？」
E	「○○せえへんか」、（同級生を中心に使う。年上には共通語が主。以前は年上・年下であっても誰に対しても敬語で「○○しませんか」） 「○○したらアカンやろ」、（主に年下に使うことが多い。以前は「○○したらダメでしょ」） （同級生に対して）「タメでしゃべってええか」
F	「みなさん、机をつって（運んで）ください」、「今日、鼻水が出て、えらい（辛い）です」、「しまった。これはいかんかった（ダメだった）」、「そんなことやめときやあ（やめなさい）」、「このゴミをほかっても（捨てても）いいですか？」、「先生、このプリントを置かして（置かせて）ください」、「○○君、連絡帳を配っといて（配っておいて）」 <u>方言イントネーション</u> 「放課（休み時間）になったから、外で遊んでくるわ」、「ありがとう」
G	「給食おかわりなかったらしゃあない」、「○○したらあかん」、「○○したなぁー」、「楽しかったわ！」、「給食一緒に食べれる？」、「○○君、きはるわ」、「○○君、どこ行ったん？」 <u>方言イントネーション</u> 「歯医者さんで、いちごの薬してもらった」、「うまい」、「すぐ戻ってる？」

表16.5　方言で話す相手と場面

	相手	場面
A	クラスのみんな。家族。自分のことを伝えたい人。	日常生活のなかでいろいろと。どんな場面でというふうに区切れないと思います。（しいていうなら、怒られた、怒られるなど緊張してる場面では見られにくいかも）
B	父親と母親のみ。	自宅に家族だけしかいないリラックスした状況でたまに出る。
C	年下の女生徒によく使うが家庭でも使うようになった。	クラスで何かの準備（朝・帰り・遊びなど）をしているときが多い。
D	家族。	家族との会話、特に気軽な会話が多い。テレビを見ながらのつっこみなど。改まって相談するときなどは共通語。
E	友だち（同級生、年下）。	休憩時間など遊びの時間。
F	家族、担任、友だち（学級および部活動）。	遊んでいるとき。日常的に使っている。
G	クラスの先生、クラスの友だち。	給食時、休み時間。

うが家庭でも」、「家族」、「友だち（同級生、年下）」、「家族、担任、友だち（学級および部活動）」、「クラスの先生、クラスの友だち」でした。場面は、「リラックスした状況」、「気軽な会話」、「遊びの場面」、「給食時間、休み時間」などです。方言は、身近な人々とのインフォーマルで緊張が少ない場面で使われています。

このことは、状況（公的場面、私的場面）および相手との心理的距離による共通語と方言の使い分けの議論と一致しています。

相手が親しい関係で、リラックスしているという二つの条件が重ならないと方言は出てこないのかもしれません。実際、Aの家に聞き取り調査に伺ったときのこと、ご両親と私が話しているときに後ろで聞こえるAの発言や母親との受け答えには方言が混じっていました。しかし、私に話しかけてきたときの発言は、共通語でした。

逆にいえば、公的な場面でしか接しない人や、さほど親しくない人は、彼らが方言を話すのを聞くことはないでしょう。ある人が「方言を話すか・話さないか」という印象は、相手と自分が接する状況や親しさによって変わってきます。

これは、このような研究で直接的なデータを収集することを難しくしている要因でもあります。見知らぬ研究者が突然訪ねていって、「方言を話してください」と言っても話してくれないでしょうし、「後ろで見てますからふだん通りにやり取りしてればいいですよ」と言っても、それだけで緊張を強いられる場面になるでしょう。

これまでの結果をまとめると次のようになります。

方言を話すようになった時期あるいはそれ以降に、

①対人的スキル／対人的認知スキルが伸びている。

②保護者・教師が考える方言を話すようになったきっかけ、あるいは周囲の変化としては、同級生や同年代の友人との関係の変化があげられる。

③S－M社会生活能力検査では、集団参加とコミュニケーションの伸びが目立つ。

どうやら、自由記述での回答と合わせて考えると、方言を話すようになったASDの人たちには、その時期に同級生など友だちとの関係の変化と対人的スキル／対人的認知スキルの獲得が起きているように見えます。ただ、実施した質問紙は個別の項目について尋ねているだけです。それが日常の生活のなかで互いにどのように関わっているのかまでは知ることができません。

また、質問紙の項目は、対人的スキル／対人的認知スキルに関する項目に限られています。質問紙では漏れていた別な要因が方言使用と関わっている可能性もあります。それを見逃しているかもしれません。あるいは、作成した質問が適切でなく回答に際して誤解されたり、私自身が自分に都合のいいように解釈している可能性もあります。調査に協力いただいた方のなかには、私の本や論文を読んでその考えに同意するようなバイアスがかかっていた方もいたかもしれません。

そこで、質問紙への回答を確認するとともに、方言を話すようになった時期の対象者のようすを詳しく聞くために保護者や教師に聞き取り調査を行いました。

第17章
ケースの実態

先ほどの調査対象者のうち、A、B、Dの3名の方の保護者とAの小学校1年時の担任から聞き取りができました。聞き取りにあたっては、質問紙の回答を確認しながら、方言を話すようになった時期に起きた変化などについて尋ねました。

小学校入学後方言を話すようになったA君

A君は関西の特別支援学級に在籍する小学校2年生（調査当時）の男の子です。幼児期から施設に通い療育を受けていましたが、園の生活ではパニックが激しく日常生活の制約も大きいお子さんでした。小さいころから人に対する関心は薄く、きょうだいがしていることであっても興味を示しませんでした。本やビデオ・テレビにしろ、車や電車に関するものにしか興味を示さないほどの乗り物好きでした。小さいころは指さしも、ごっこ遊びも見られませんでした。こだわりも強く、駐車場の車止めの縁石をどうしても歩く、パンはこのメーカーのものしか食べないという状態でした。

A君の言語発達はかなり遅く、3歳のころに発した数字の「イチ」が初めての単語でした。その後、電車の名前や機関車トーマスの車体に描かれた数字を言うようになりましたが、4歳までは単語がほとんどでした。このころの話し方は、お母さんにとっては、「本当に共通語。あなた東京生まれ？　東京育ち？」そんな感じだったそうです。

お母さんにとってＡ君のことばがつながってしゃべるようになったと感じたのは、小学校に入ってからでした。方言を話すようになったと感じたのも小学校に入ってからで、同時にそれまで一方通行だったやり取りが成立するようになり、「やり取りするって、こんなに楽になるもんか」と感じたそうです。

ここからは、入学当時の担任の先生から聞き取った学校でのようすです。

入学にあたってかなり心配されていたA君ですが、入学後の学校生活は思ったよりスムーズにはじまりました。

入学してしばらく、小学1年の6月のころまでは、

「目参加（観察）していいですか」

（何見るんですか？　という先生の問いに）

「運動会の練習が見たいです」

など、完全な共通語で話していました。

ところが、そのうちに、

「〇〇するでぇ」

「〇〇なんやでぇ」

「〇〇やん」

「○○やし」

と相手へ問いかけたり、伝えようとするときに関西弁が出るようになりました。

本格的に方言を使っていると感じたのは、先生の記憶によれば夏休み前後です。現在の担任の先生からは、「A君がなまってなかったなんて、想像できない」と言われるまでになっています。

A君の方言は、「ちょっとテンションが高く、どうやら機嫌がいいようす」のときに出るそうです。

では、A君が方言を話すようになったきっかけや、その前後の彼や周囲の状況はどうだったのでしょうか。

入学当初は、集団生活にも慣れておらず人への興味もありませんでした。

しかし、1年生の6月ごろからみんなのようすを見てまねしようとしたり、他の生徒と一緒に活動するなど、他の子どもを意識するようになりました。過剰なこだわりでパニックになることも減ってきました。

同じ特別支援学級の上級生たちは、久しぶりの新入生ということで盛りあがり、人に興味のないA君にどう接しようか、どうしたら振り向いてもらえるか、話し合いをしたそうです。A君が窓の外を眺めるのが好きだからと席を譲り、好きな色の画用紙を用意し、おもちゃの電車を貸してあげるなどと関わっていきました。A君は、大好きな窓から外を見つめる合間に、上級生のようすを眺める（目参加）ようになりました。

そして、夏休み明けには人と目を合わせて話をしたり、言わされるかたちではなく相手に伝わるように自分のタイミングで、「ありがとう」と言うようになり、クラスの友だち同士の会話に交じるなどのようすが見られるようになりました。

さらには、O先生が運んでいた大きなホチキスを見て、

「先生、重い？　持ってあげようか？」

と声をかけたそうです。

この本を書くにあたって保護者の方に連絡をとったところ、

「近ごろのAですが、関西弁も自然な感じで使えるようになり、『なんでやねん！』、『○○ちゃうし！（○○と違うし）』など使いこなしています。Aとたくさん会話ができる毎日が楽しいです（^^）」

との近況報告のメールがありました。

4年生から方言を話しはじめたBさん

Bさんについては、保護者（母）に話をお聞きしました。お母さんは、九州にある女子大学の日本文学科日本語教育専攻を卒業された方で、卒論では方言をテーマに研究をされました。そんなこともあり、Bさんが小さいころから、Bさんのことば、特に方言には注意を払って見てきたそうです。

Bさんの発達に違和感を覚えたのは、2歳ごろでした。コミュニケーションがまったくできないわけではないが、「聞いたことばを、音で覚えてる、しゃべってるんだけどちょっとおかしい」と感じていました。ごっこ遊びなどはせず、ひとり遊びが多かったそうです。

5歳のころに地域の療育センターへ相談に行って「アスペルガー」という診断を受けました。こだわりや感覚過敏は強く、靴下の縫い目が気になってかんしゃくがはじまり、治まるまで4時間もかかったり、偏食も激しく、一年中スイカを探し回らなければならなかったこともありました。また積み木やぬいぐるみを種類や色ごとに納得のいくまで並べたり、数字をホワイトボードに延々と書き続けたりしました。

小さいころは抜群の記憶力で、ことばはしゃべらないのに、テレビ番組『おかあさんといっしょ』のファミリーコンサートのビデオを2、3回見ただけで、歌のお兄さん、お姉さんの息継ぎまで含めて覚え、歌と踊りを再現していました。

ことばが少し遅いということもあってベビーサインを用いて身振りでやり取りをしていました。Bさんは、自分が何かを要求したいときだけは、ほしい物のサインをして、コミュニケーションをとっていました。

2歳のころには、DSやWiiなどのゲーム機を通じて、ひらがな・カタカナ・アルファベットが全部読めていました。5歳まではエコラリア（オウム返し）がよく見られました。ことばは機械的に習得したもので、流暢《りゅうちょう》にしゃべっているように見えるけど、その意味は全然わかっていないことが多かったそうです。

こんなBさんは、小学校では情緒障害児特別支援学級に在籍しています。小学校に入ってから同級生とのコミュニケーションは一見うまくいっていました。みんなを学校から引き連れて帰ってきて家で一緒に遊ぶということもあり、コミュニケーションのようすを観察していたお母さんからすると、ふつうにキャッチボールができているという感じでした。ただし、3年生ごろまでは、交流で人数の多い普通級に入ると、声が出せなくなったり身体がうまく動かせなくなったりしていました。一方、特別支援学級のなかや特定の友人・先生とは、少人数であれば会話ができていました。

4年生になってから、普通級での授業中でも発言できるようになり、集団のなかで声が出せなくなる症状は見られなくなりました。このころ、学校の友だちと話すときに、「今日〇〇したんよー」、「〇〇ちゃんが、〇〇しとったんよー」と語尾に方言が出てきました。

また、方言を話すようになった前後に先生から、「まわりの状況を見て、自分がどうやって動いたらいいかを、考えて動こうとしている感じがあります」と言われました。

お母さんは、この時期から自分が考えたことや感じたことをふつうにしゃべれるようになり、急に話がしやすくなったと感じています。以前はお母さんがやってあげていた友だちと遊ぶ約束も自分でしてくるようになりました。

方言は、学校の友だちやお母さんとすごくリラックスして話せる場面で〃つい出た〃感じで出てきます。学校ではほとんど敬語で話していて友だちが方言を話していても出ませんし、緊張しているときにも出ません。

Bさんにとって、方言は〝悪いことば〟という認識があるようで、聞き取りの前日に会話のなかで方言が出たところ、「明日、方言の先生に会うのでしょ。絶対にこれ言わないで。私はきれいなことばしかしゃべらないの」とお母さんに言ったそうです。

Bさんのことばの使い分けについて興味深い話があります。４歳のころ、祖父母に対しては敬語を使わずふつうに話し、親しくない大人に対しては敬語という使い分けができていました。ところが、小学校に入って大人には敬語を使うことを学んだあとは、祖父母に対しても完全に敬語になってしまいました。

社会に出てから方言を話しはじめたＤ君（かず君）

Ｄ君は、前書でかず君と紹介した青年です。５歳で自閉症の診断を受け、小学２年から特別支援学級に在籍、特別支援学校高等部、就労移行支援事業所を経て、現在は宴会場やレストランなどが入っている大きなビルで食器洗浄係の仕事をしています。

ことばが出るのが遅かったかず君は、ビデオ・ＤＶＤを繰り返し視聴するなかでことばを習得しました。数年前、彼が高校生のとき、保護者へ聞き取り調査をしたときには、家族全員が関西弁を話す家庭に育ちながら1人共通語で話し続けていました。

２０１８年の特殊教育学会で行った自主シンポジウムにおいて、保護者（母）にかず君が方言を話すようになった経緯について報告をしていただきました。この保護者は、特別支援学校や通級指導教室で長年にわたり障害のある児童生徒の指導にあたってこられた方です。その報告をもとにかず君の変化を見ていくことにします。

かず君は比較的小さいころから、どちらかというと友だちのことを気にする子でした。泣いている友だちの頭を「どうしたの」と言いながらなでなでしていたことがあったそうです。

特別支援学校の高等部では、軽度の知的障害の子が多いクラスになりました。かず君は発達の数値のわりには偏《かたよ》りが大きいので、社会性の面では友だちとかなり差がありました。自然と、いろいろな面で友だちにリードしてもらうかたちになり、かず君も安心して友だちに頼り、ほっこりと楽しい高校生活だったようです。やさしい先生も大好きでした。

空気を読まないかず君は、器用な友だちをさしおいて文化祭の劇で主役に立候補したり、下手くそなくせにスポーツ大会などには積極的に参加して、補欠でも楽しそうでした。空気など読む必要もなく、のびのび過ごせる環境だったのかもしれません。

高等部卒業後、かず君は就労移行支援事業所へ行きました。スタッフの方から、かなり厳しい指導をされることがあり、いままでにない緊張感のなかで過ごすようになりました。２年目には就活も忙しくなり、失敗に弱いかず君は、不採用通知が届くと涙することもありましたが、就労移行をなんとしても2年で終えたいという一心で頑張っていました。

そのようななか、かず君は、仕事が終わると頻繁に母校の特別支援学校へ顔を出し、先生に会いに行きました。また、同窓会や仲間内で焼き肉に行くなど、在学中の友だちと集まる機会があれば積極的に参加し、スポーツ大会の応援にもできる限り行きました。

いままで単独行動が多かったかず君ですが、子どものころからつきあいはあったが関係は薄かった発達障害児のサークルの仲間と、いままでになく積極的につきあうようになり、グループで出かけたりもしました。仲間の1人がLINEグループを立ちあげたので、かず君も参加しました。アスペルガー症候群の友だちの1人が、撮影した動画を器用に編集してBGMも付け、LINEで流すのを、かず君は大爆笑しながら楽しんで見ていました。ちなみに、このLINEグループの友だちは関西弁で会話する子たちです。

いままで比較的受身の人間関係のなかで満足していたかず君ですが、卒業と同時に、自分から動かない限り、「人との関わりを通した楽しいこと」というものが手に入らなくなりました。

さて、ここからがかず君の関西弁のことです。

小学生のころから、ジブリ映画の『ホーホケキョ　となりの山田くん』の影響で、「あかん」とか、「〇〇や」など関西弁を口にすることはありました。大好きなタレントの浜田雅功さんや村上信五さんの口まねで、「なんでやねん」、「信じられへんわ」とか言うこともありました。でも、基本的に人との会話のときは、言い回しもイントネーションも、いわゆる「共通語」だったと思います。

ところが、高等部卒業後しばらくたってから、明らかに家でかず君の関西弁を聞くことが多くなってきました。かず君の発言は「共通語」と「関西弁」が混在していて、どちらかというと「共通語」の方が多いかもしれませんが、関西弁を抜き出すとこんな感じです（198頁、表16.4）。ただし、改まって話すときは必ず共通語でした。それから、大好きなゲームについて熱く語るときも共通語になります。

私（母）なりに、かず君が関西弁をしゃべるようになったプロセスを考察してみました。

字幕付きビデオで多くの語彙を獲得したかず君ですが、自閉症の特徴にたがわず興味関心の対象が限定的で、いわゆる〝マイワールド〟で楽しむ子どもでした。

そのわりには周囲の人に関心をもつ方ではありましたが、自分本位の関わりだったり、一方的だったりすることも多かったです。

そんなかず君が、特別支援学校高等部ではそれほど我を通したり浮いたりすることもなく、集団になじんでいましたから、双方向的なコミュニケーション能力は育っていたのかもしれません。ただ、やや受身の友だち関係でした。友だちから、「存在感がない」と言われたこともあるそうです。先生とは敬語で話していました。高等部卒業後、自分から友だちとの関わりを求めるようになってきたころ、家庭で「関西弁」をよく聞くようになってきました。

思うに、いままで求めなくても自分のまわりに存在したコミュニティが、卒業とともに遠いものになり、かず君のなかに「コミュニティに所属したい」「仲間に入りたい」という、いままでになかった欲求が芽生えてきたのではないかと思います。その結果、仲間の一員であり続けるための方法として、「関西弁」で話すことを選ぶ場面が出てきたのではと想像しています。

ただし、「関西弁での日常会話」の学習方法は、友だちの生のことばではなく、友だちが作った「動画」である可能性は高いです。たぶん、そこに大好きな浜田雅功さんや村上信五さんの言い回しとかを組み合わせているのでしょう。かず君が幼少期からやってきたお得意の学習方法です。

ある時、かず君と弟が変な遊びをしながらゲラゲラ笑っていました。

『スーパーマリオブラザーズ』のマリオの敵役クッパのセリフを浜田雅功風に言うというたわいのない遊びです。

「確かにあれは俺にふさわしい城やけど、ビッグベンちゃうぞ。あれはロンドン塔や。それに、ロンドンは霧の都やぞ。花の都いうたら海の向こうのフランスのパリのことやないかい」

と、実に見事なイントネーションで言っているので、私（母）は「かず君が関西弁を完全にマスターした！」と思いました。

後日、長女の証言により、「浜田雅功バージョン」を作ったのは弟の方で、かず君は「もう1回」、「もう1回」と何度も弟に言わせて、ついにそれを習得したとのことでした。

「なあーんだ、いつもの通りか」と思いましたが、画像ではなく、弟の生の声から学んだということだけは、いままでと違うかもしれません。

こんな具合にかず君の関西弁学習は続いています。

10年後には関西弁のネイティブスピーカーになっているかも？

第18章

なぜ、自閉スペクトラム症も方言を話すようになるのか
——社会的スキルの獲得と関係性の変化

ここまでの質問紙での調査や聞き取りからは何が見えてきたのでしょう。

周囲の人々のことば（方言）を習得するためには、共同注意・意図理解・自己化など他者の心的状態の理解が必要だと考えてきました。方言を使うようになった自閉スペクトラム症（ＡＳＤ）のお子さんや青年では、その時期に他者の意図や心的状態の理解を含めた対人的スキル／対人的認知スキルが変化しているのかもしれないと考え、質問紙と聞き取りで調査を行いました。

本研究のために作成した質問紙は、標準化されたものではありません。また対象者が少ないため統計的処理にはなじみません。この研究の目的は、方言を使用するようになったとの報告があった少数事例について、パイロット的に主に対人的スキル／対人的認知スキルに関する情報を収集することでした。

その結果からは、次のようなことが見えてきました。

①方言使用開始の時期は、少なくとも学齢期から青年期までの幅をもっている。
②方言使用開始時期以降において、対人的スキル／対人的認知スキルの獲得が顕著に見られる。
③Ｓ－Ｍ社会生活能力検査では、コミュニケーションや集団参加の領域に伸びが見られる。
④同級生や同年代の友人との関係の変化がきっかけとして認識されている。
⑤他者への興味・関心の増加や他者への気遣いが一定程度獲得されている。

自由記述の回答からは、同年代と関わる環境のなかで他者との交わりを求めて、方言を使うことでさらに周囲との関係を変化させるというようすがうかがえました。また、３名の個別の聞き取りからも、方言使用と同時に友人やクラスメートとの関係が変化し社会性が伸びているようすが確認されました。

方言使用は相手との心理的距離を表明・調整するという役割（方言の社会的機能）をもっています。今回の対象者は、この機能の一端を理解しはじめているのかもしれません。そう考えれば、方言を使うようになった時期に対人的スキル／対人的認知スキルに伸びが見られたことも納得がいきます。

松本他（2015）・松本（2017）は、ASDはメディアや組織的学習を通じてことばを学習しているため、共通語を使用すると述べてきました。彼らは、そこで学んだことば（共通語）を用いて、家族や教師など身近な人と関わり、自分の要求などを伝えることができます。

今回の対象者も、それまで学校や職場で共通語を使って他者と関わってきたと思われます。方言主流社会であっても、単に自分の要求をかなえるためや必要な情報を伝えるだけならば、共通語を使っていても特別問題はないでしょう。

ところが、同級生など他者への関心が高くなって、その人たちのようすを意識するようになる、つまり相手との関係性（心理的距離）に気づきはじめるようになると事情が変わります。この時期に何かをきっかけに方言の使用によって相手の自分への態度が変わることに気づいたのかもしれません。

一方、ことば遣いによって家族との関係が大きく変わることはないでしょう。家族は、子どもが共通語で話しているからあまり近づかないようにしよう、方言で話したからより親しくしようなど

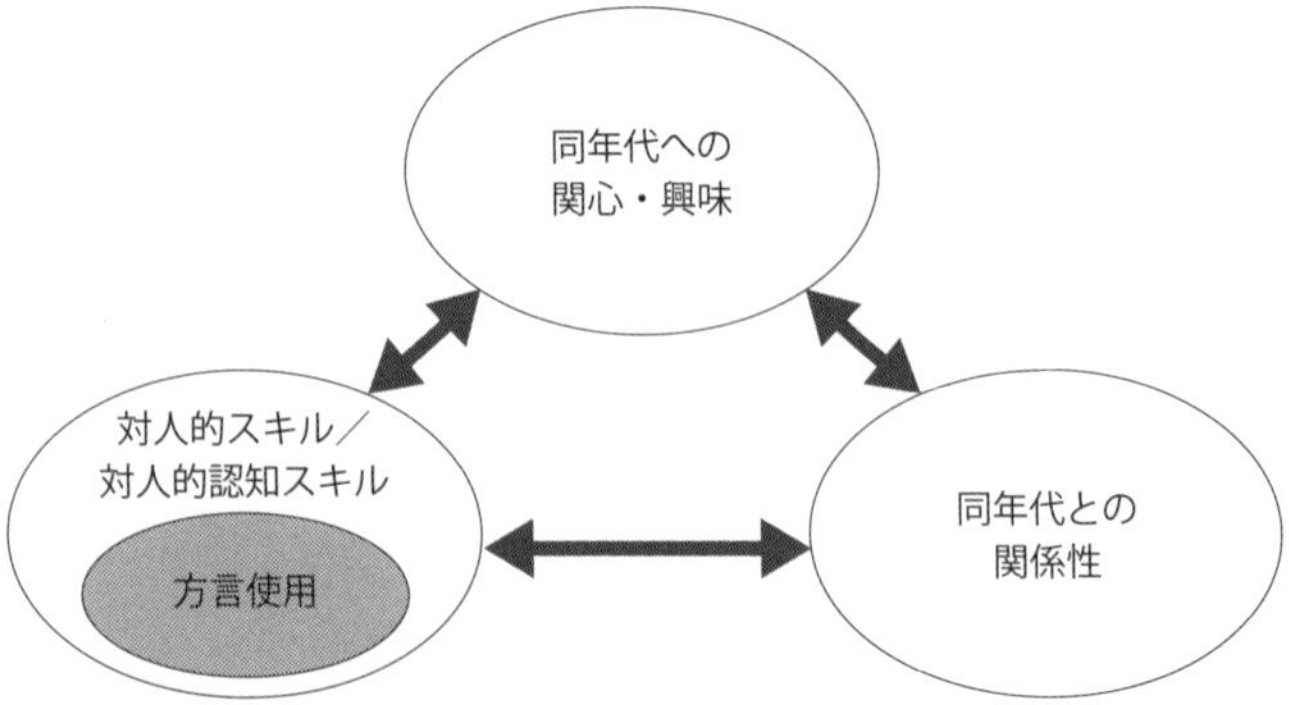

図 18.1　同年代との関わり

とは考えません。

しかし、学校や職場における友人関係では、ことば遣いは相手との心理的距離に影響を及ぼします。

ただ、方言を使うことだけが同年代との関係を変えたのではないと思われます。同時に対人的スキル／対人的認知スキルが伸びていることを考えるなら、このスキルが伸びたことによって周囲の本人への対応が変わり、他者への興味・関心が生じたことでその変化に気づく、そのことがさらに変化を促す、そんなプロセスがあるのかもしれません。大きな意味では、方言の使用というのは対人的スキルの一つともいえます（図18.1）。

このことは、3章で述べたＡＳＤの人が社会的関係にもとづくことばの使い分けは可能だが、心理的距離にもとづく使い分けには困難を抱えるとの見方と関連しているようにも思われます。

現在方言を話しているＡＳＤの人のなかにも、このようにして方言を話すようになった人もいるかもしれません。小さいころは共通語を話していたがある時期から方言を使うようになった人です。

するとASDのことばについては、

①方言を話さず共通語を話す。

②方言（あるいは方言と共通語）を話すが、方言と共通語の使い分けに困難を抱える。（知的に高いASDの場合）状況や場面を手がかりにした使い分けはできるが、心理的距離にもとづく方言と共通語の使い分けが困難。

がいるとしても、さらに、

③もともと共通語を話していたが、方言を話すようになった。

というタイプもいると思われます。

現在方言を話している人のなかにも以前は共通語だけを話していたという人もいそうです。

第19章

自閉症は日本語を話さない

方言を話すＡＳＤ

方言を話すようになった自閉スペクトラム症（ＡＳＤ）の人をリクルートしているとき、「方言を話すＡＳＤの人や子どもなら知っています」と言っていただけることがありました。その人がもともと方言を話していたのか、ある時期に方言を話すようになったのかはわかりません。その人の対人的スキル／対人的認知スキルの獲得傾向は、方言を話すようになったという人と似ているのでしょうか。その人たちでも同じような項目が獲得されているとなれば、その項目は今後の組織的研究のために有効かもしれないと考えました。

そこで、対象者となる方言を話すＡＳＤの人の保護者から研究協力の承諾をいただき、保護者・教師に先ほどと同じ質問紙に回答してもらいました。ここでは、項目についての結果だけ述べるにとどめます。

今回の対象者は10名です。方言を話すようになったＡＳＤ7名全員で見られた7項目について、今回の対象者でも同様に獲得されていたでしょうか。

7項目のうち6項目は、方言を話す10名中9人以上で獲得されていると判断されました。唯一の例外は、「他人の注意を引こうとするようすが見られる」でしたが、7名の方で獲得されていると判断されています。

さらに、方言を話すようになった7名と方言を話している10名、計17名のほとんど（前者で6人以上、後者で8人以上）で獲得されているとされた項目を選び出したところ次のようになりました。

①家族と一緒に余暇を楽しむ（買い物・ドライブ・カラオケなど）。
②周囲の人に興味をもっている。
③表情や身振り、口調から、感謝の気持ちが伝わってくる。
④テレビやDVDの決まりきったセリフの模倣。
⑤興味をもったものを指さして伝える。
⑥見てほしいものがあるとき、それを見せに持ってくる。
⑦他人の顔を見て、反応を確認する。
⑧他人が興味を向けているものに自発的に注意を向ける。
⑨何かをしてよいかどうか、身振りや目線で尋ねる。
⑩目標について聞いてくる。
⑪「○○しよう」、「こうやってみたら」などの提案や依頼に対して、提案者へ向けてうなずきや首振り、あるいはことばで「いいよ」、「いやだ」などと言える。
⑫提案や依頼を拒否したときに、その理由を述べることができる。

これらの項目は、今後より組織的な調査を行うにあたっての手がかりになりそうです。O先生から出された問題提起について少しばかり道が見えてきた気がします。

そう考えていた矢先、再び思わぬ情報が届きました。

自閉症は日本語を話さない!?

それは、前書を読んでいただいた、あるＡＳＤのきょうだいの保護者からのメールでした。その件名には、「自閉症は日本語を話さない」とあり、

「息子３歳（ＡＳＤ）はインターナショナルスクールに週３回、２年間通っています。（中略）彼は、英語しか話しません。こちらが日本語で話しかけても理解はしていることが多いですが、無視か英語で返されます。英語での指示は通りやすく日本語での指示は通りにくいです。兄（ＡＳＤ）もいまは日本語を話しますが、年少のころには英語しか話さない時期がありました」

と書かれていました。

いままで、ＡＳＤ幼児のなかには、周囲の人のことば（方言）を習得することができず、ビデオ・ＤＶＤなどメディアあるいは療育などの組織的教育を通じて共通語を学ぶ人がいると議論してきました。この理論でいえばありえない話でもなさそうです。しかし、これが方言と共通語ではなく、日本語と英語という状況でも起きるとは想像もしていませんでした。

そのお子さんたちは、前にあげた対人的スキル／対人的認知スキルをどのくらい獲得できている

のでしょうか。この項目が周囲の人のことばを習得できるかどうかについて感度があるかを検討する機会になるかもしれません。

ご両親からお話を伺うことができました。しかも、お子さんのいままでの育ちのようすをわかりやすくまとめたメモも作ってくださっていました。

とても興味深い話はたくさんあるのですが、ここでは簡単に述べるにとどめます。

兄は5歳、弟は2歳のときにASDという診断を受けています。兄は2歳から学齢前まで、弟は1歳から現在（3歳）までインターナショナルスクールに通っています。ご両親はともに日本語が母語で、家では日本語で話しています。

2人とも、1歳ごろから文字、特にアルファベットや数字が好きで、かなり小さいころから読めました。弟は、1歳半のころには、YouTubeやiPadのアプリを通じて、スペイン語の読みができ、ロシア語のアルファベットも読めました。

現在3歳の弟は、とても日本の子どもとは思えないような発音で、「It's a letter "A"」、「It's a duck」とものを指さし、「Thank you」、「Here you are」と話しています。言語指導に飽きたときには、「Bye bye! Next time!」とまで言ったりするそうです。そして親が日本語で、「終わった？」と聞いても、「Finished!」など、ほぼ全部英語で答えています。遊び、療育場面などのようすを録画した動画も見せていただきましたが、なるほど見事な発音で英語を話していました。

この聞き取りのなかで、先ほどの12項目をご両親にチェックしてもらいました。弟で獲得されていたのは、「テレビやDVDの決まりきったセリフの模倣」の1項目だけでした。兄でも、「テレビやDVDの決まりきったセリフの模倣」に加えて、

・見てほしいものがあるとき、それを見せに持ってくる。
・目標について聞いてくる。
・「〇〇しよう」、「こうやってみたら」などの提案や依頼に対して、提案者へ向けてうなずきや首振り、あるいはことばで「いいよ」、「いやだ」などと言える。
・提案や依頼を拒否したときに、その理由を述べることができる。

の五つのみでした。

ちなみに、兄は現在日本語を話していて普通小学校に通っています。しかし、方言は話しません。最も接する時間が多い祖父母が尾張方言話者であるにもかかわらず。

この結果は、周囲の人々が使うことばを身につけるためには、ここであげたようなスキルを獲得していることが必要であることを示しているように思えます。しかし、逆にいえば、このようなスキルが獲得できていなくても組織的学習やメディア視聴を通じてことばを学ぶことができることを示しているようにも見えます。

O先生の声かけをきっかけにした研究は、まだ緒に就いたばかりです。事例が少ないこともあり、

その原因はこうだと結論を出すのは早急だと思っています。しかし、少なくとも、同年代の人への積極的な興味・関心や対人的スキル／対人的認知スキルの側面から検討することがとっかかりになりそうです。

自閉症と方言、解くべき謎はまだ残されているようです。

エピローグ

自閉症と方言の研究がはじまったころ、先行研究はほとんどなかった。どこを手がかりにすればいいのかもわからない。密林を地図もコンパスもなく、さまよっているようだった。いや、それ以前に研究として取り組むに値するのかも不明だった。

ある研究者から、

「先生の論文、ゼミでうちの学生が報告しました。インパクトはあると思いますが、いったいなんの役に立つのでしょう？」

と言われたが答えられない。

役に立つかどうかはわからない。ただ、これがＡＳＤの言語習得・使用の問題と関わっているのではという期待はあった。

まるで、ＲＰＧ（ロールプレイングゲーム）の旅人だ。村を訪ね長老や村人の話を聞き剣や盾などのアイテム（キャラクター＝自分がパワーアップするような道具）を集めていくように、さまざまな領域の研究者や現場の人、そして保護者・当事者から話を聞き、調査をし、再び教えを請いながら知見を拾いあげていく。そのたびに、少しだけ次の道筋が見えてくる。

ふと見回すと幾人かの仲間がいるようになった。現在のように、研究者の業績評価が論文が引用される数（インパクトファクター）をもとになされる時代に、自閉症の方言不使用という新奇な（引用されることがとても期待できない）テーマに関心を持っていただいたことは本当にありがたく心強い。

一方で、見晴らしがよく目的地の標識がかかっている大通りを幾多の最先端の装備を携えて声をかけ合いながら大勢で進んでいる研究者を見ると、羨ましくなるときもある。

しかし、自分は目の前にある疑問をどうしても見過ごせない。

私は何をやっているんだろう……。

「どしたって、他のやり方できないべさ」

隣から妻の声が聞こえてきた（いつの間にいたんだ?）。

確かにそうだ。これが自分の性分なのだ。

まだ十余年されど十余年、現在地はどのあたりに来ているのか。この道はどこまで続いているのだろう。

ともかくも、非力ながら力は尽くしてきたつもりだ。

どうやら、旅はまだ続きそうだ……。（終）

引用・参考文献

A

浅川伸一 (2016). Python で体験する深層学習——Caffe, Theano, Chainer, TensorFlow—— コロナ社, 232.

B

別府　哲 (2018). 情動——ユニークなスタイル——自動的処理と意識的処理—— 日本発達心理学会 (編)／藤野博・東條吉邦 (責任編集), 発達科学ハンドブック 10　自閉スペクトラムの発達科学　新曜社, 47-57.

別府　哲・野村香代 (2005). 高機能自閉症児は健常児と異なる「心の理論」をもつのか ——「誤った信念」課題とその言語的理由付けにおける健常児との比較——　発達心理学研究, *16* (3), 257-264.

Brodie, R. (1996). *Virus of the mind: The new science of meme.* Integral Press. (ブロディ，R. 森　弘之 (訳) (1998). ミーム ——心を操るウイルス——　講談社)

Brown, P., & Levinson, S. C. (1987). *Politeness: Some universals in language.* Cambridge University Press. (ブラウン，P., レヴィンソン，S. C. 田中典子 (監訳) 斉藤早智子・津留崎毅・鶴田庸子・日野壽憲・山下早代子 (訳) (2011). ポライトネス ——言語使用における，ある普遍現象——　研究社)

C

Christie, J. F., & Roskos, K. A. (2009). Play's potential in early literacy development. *Encyclopedia on Early*

Childhood Development, 1-6.

Cooper, R. P., Abraham, J., Berman, S., & Staska, M. (1997). The development of infants' preference for motherese. *Infant Behavior and Development*, *20* (4), 477-488.

D

Dawkins, R. (2016). *The selfish gene: 40th Anniversary edition*. Oxford University Press. (ドーキンス, R. 日高敏隆・岸　由二・羽田節子・垂水雄二（訳）(2018). 利己的な遺伝子（40周年記念版）　紀伊國屋書店)

E

Eckerman, C. O., & Didow, S. M. (1996). Nonverbal imitation and toddlers' mastery of verbal means of achieving coordinated action. *Developmental Psychology*, *32* (1), 141-152.

Ende, M. (1979). *Die Unendliche Geschichte*. K. Thienemanns Verlag. (エンデ, M. 上田真而子・佐藤真理子（訳）(1982). はてしない物語　岩波書店)

F

藤井直敬 (2010). ソーシャルブレインズ入門 ——〈社会脳〉って何だろう——　講談社

藤岡　徹・森光晃子・高橋知音 (2011). 社会的行動の評価課題の作成——暗黙のルールを理解する能力を測定する試み——　LD研究, *20* (3), 304-316.

G

Grossman, J. B., Klin, A., Carter, A. S., & Volkmar, F. R. (2000). Verbal Bias in Recognition of Facial Emotions in

Children with Asperger Syndrome. *The Journal of Child Psychology and Psychiatry, and Allied Disciplines, 41* (3), 369–379.

H

Heaton, P., Hermelin, B., & Pring, L. (1998). Autism and Pitch Processing: A Precursor for Savant Musical Ability? *Music Perception, 15* (3), 291–305.

日高水穂 (2014). 待遇表現の地域差　木部暢子・竹田晃子・田中ゆかり・日高水穂・三井はるみ（編著）　方言学入門　三省堂, 72–75.

日高茂暢 (2011). 自閉症スペクトラム障害における文脈にもとづく表情認知過程　北海道大学大学院教育学研究院紀要, *114*. 101-121.

東田直樹 (2017). 自閉症のうた　角川書店

堀田隆一 (2015). #2119. 社会言語学と語用論の接点 [sociolinguistics][pragmatics][honorific], hellog ～英語史ブログ, http://user.keio.ac.jp/~rhotta/hellog/2015-02-14-1.html.（2019 年 7 月 8 日閲覧）

I

Iacoboni, M. (2008). *Mirroring people: The new science of how we connect with others.* Farrar, Straus and Giroux.（イアコボーニ, M. 塩原通緒（訳）(2011). ミラーニューロンの発見 ――「物まね細胞」が明かす驚きの脳科学 ―― 早川書房）

一般社団法人発達障害支援のための評価研究会 (2018). PARS-TR 親面接式自閉スペクトラム症評定尺度 テキスト改訂版　金子書房

J

Jones, C. R. G., Happé, F., Baird, G., Simonoff, E., Marsden, A. J. S., Tregay, J., ... Charman, T. (2009). Auditory discrimination and auditory sensory behaviours in autism spectrum disorders. *Neuropsychologia, 47* (13), 2850–2858.

Jones, W., & Klin, A. (2013). Attention to eyes is present but in decline in 2–6-month-old infants later diagnosed with autism. *Nature, 504*, 427–431.

K

加用文男・新名加苗・河田有世・村尾静香・牧　ルミ子 (1996). ごっこにおける言語行為の発達的分析——方言と共通語の使い分けに着眼して——　心理科学, *18* (2), 38–59.

菊池哲平 (2018). 自閉スペクトラム症児における方言理解と待遇表現の特徴——熊本弁を題材に——　熊本大学教育学部紀要, *67*, 75–82.

木村直子 (2009). 幼児健康診査における「発達障害」スクリーニングの手法　鳴門教育大学研究紀要, *24*, 13-19.

小枝達也 (2007). 広汎性発達障害・アスペルガー障害　母子保健情報, *55*, 28-32.

小嶋秀樹 (2019). 認知科学——脳の認知粒度からみえてくる自閉症とコミュニケーション——　野尻英一・高瀬堅吉・松本卓也 (編著)〈自閉症学〉のすすめ——オーティズム・スタディーズの時代——　ミネルヴァ書房, 263–282.

越川房子 (2004). 発達障害者の表情識別訓練　発達障害研究, *26* (1), 15–22.

小山　正 (2012). 初期象徴遊びの発達的意義　特殊教育学研究, *50* (4), 363–372.

L

Le Couteur, A., Lord, C., & Rutter, M. (2003) *Autism Diagnostic Interview-Revised(ADI-R)*. Pearson. (Le Couteur, A., ロード, C., & ラター, M. ADI-R 日本語版研究会（監訳）土屋賢治・黒田美保・稲田尚子（監修）(2013). ADI-R 日本語版マニュアル　金子書房）

M

松本敏治 (2016). 自閉スペクトラム症幼児および定型発達幼児の方言使用について——青森県津軽地方の保健師への調査から——　弘前大学教育学部紀要, *115* (1), 83-86.

松本敏治 (2017). 自閉症は津軽弁を話さない——自閉スペクトラム症のことばの謎を読み解く——　福村出版

松本敏治・崎原秀樹 (2011). 自閉症・アスペルガー症候群の方言使用についての特別支援学校教員による評定——「自閉症はつがる弁をしゃべらない」という噂との関連で——　特殊教育学研究, *49* (3), 237-246.

松本敏治・崎原秀樹・菊地一文 (2013). 自閉症スペクトラム障害児・者の方言不使用についての理論的検討　弘前大学教育学部紀要, *109*, 49-55.

松本敏治・崎原秀樹・菊地一文 (2015). 自閉スペクトラム症の方言不使用についての解釈——言語習得から方言と共通語の使い分けまで——　弘前大学教育学部紀要, *113*, 93-103.

松本敏治・崎原秀樹・菊地一文・佐藤和之 (2014).「自閉症は方言を話さない」との印象は普遍的現象か——教員による自閉スペクトラム障害児・者の方言使用評定から——　特殊教育学研究, *52* (4), 263-274.

松本敏治・菊地一文 (2019). 自閉症の方言使用に関する事例的検討——学齢期・青年期に方言使用が見られた5事例について——　植草学園大学研究紀要, *11*, 5-15.

松本敏治・菊地一文・清野宏樹 (2018). ASD のコミュニケーションにおける意図の問題——意図理解・調整・参

照——　植草学園大学研究紀要, *10*, 9–20.

馬塚れい子 (2012). 乳児の音声発達　日本音響学会誌, *68* (5), 241–247.

峯松信明 (2008).「あ」という声を聞いて母音「あ」と同定する能力は音声言語運用に必要か？——音声認識研究からの一つの提言——　日本語学, *27* (5), 187–197.

峯松信明 (2013). 声とは，言葉とは，何か——音声研究を通して考えること——　AJALT 日本語研究誌, *36*, 17–21.

峯松信明・櫻庭京子・西村多寿子・喬　宇・朝川　智・鈴木雅之・齋藤大輔 (2011). 音声に含まれる言語的情報を非言語的情報から音響的に分離して抽出する手法の提案——人間らしい音声情報処理の実現に向けた一検討——　電子情報通信学会論文誌, *J-94D* (1), 12–26.

三浦優生 (2018). プロソディからの感情認知　日本発達心理学会（編）　藤野　博・東條吉邦（責任編集), 発達科学ハンドブック 10　自閉スペクトラムの発達科学　新曜社, 157-167.

Myles, B. S., Trautman, M. L., & Schelvan, R. L. (2004). *The hidden curriculum: Practical solutions for understanding unstated rules in social situations.* Autism Asperger Publishing Company.（マイルズ，B. S., トラウトマン，M. L., & シェルヴァン，R. L. 萩原　拓（監修）西川美樹（訳）(2010). 発達障害がある子のための「暗黙のルール」——〈場面別〉マナーと決まりがわかる本——　明石書店）

N

長崎　勤・中村　晋・吉井勘人・若井広太郎 (2009). 自閉症児のための社会性発達支援プログラム——意図と情動の共有による共同行為——　日本文化科学社

O

岡田　智・田邊李江 (2015). ソーシャルスキルトレーニング実践のツボ（第 2 回)「暗黙のルール」を指導する　LD,

ADHD & ASD――学習障害・注意欠陥／多動性障害・自閉症スペクトラム障害――, *13* (3), 58–61

P

Paugh, A. L. (2005). Multilingual play: Children's code-switching, role play, and agency in Dominica, West Indies. *Language in Society, 34* (1), 63–86.

Paul, R., Chawarska, K., Fowler, C., Cicchetti, D., & Volkmar, F. (2007). "Listen my children and you shall hear": auditory preferences in toddlers with autism spectrum disorders. *Journal of Speech, Language, and Hearing Research, 50* (5), 1350–1364.

Prizant, B. M., & Field-Meyer, T. (2015). *Uniquely Human: A different way of seeing autism*. Simon & Schuster.（プリザント，B. M., & フィールズ－マイヤー，T. 長崎　勤（監訳）吉田仰希・深澤雄紀・香野　毅・仲野真史・浅野愛子・有吉未佳（訳）(2018). 自閉症もうひとつの見方――「自分自身」になるために――　福村出版）

R

Rizzolatti, G., & Sinigaglia, C. (2006). *So quel che fai. II cervello che agisce e i neuroni specchio*, Raffaello Cortina. Millano.（リゾラッティ，G., & シニガリア，C. 茂木健一郎（監修）柴田裕之（訳）(2009). ミラーニューロン　紀伊國屋書店）

Robins, D., Deborah, F., & Barton, M. (1999). M-CHAT（ロビンズ，D., デボラ，F., & バートン，M. 神尾陽子（訳）日本語版 M-CHAT (The Japanese version of the M-CHAT) https://www.ncnp.go.jp/nimh/jidou/aboutus/mchat-j.pdf）(2019年7月4日閲覧）

Robison, J. E. (2011). *Be Different: Adventures of a Free-Range Aspergian with Practical Advice for Aspergians. Misfits, Families & Teachers*. Broadway Books.（ロビソン，J. E. 藤井良江（訳）(2012). 変わり者でいこう――

あるアスペルガー者の冒険―― 東京書籍）

S

最相葉月（2012）. ビヨンド・エジソン――12人の博士が見つめる未来――（文庫版） ポプラ社
佐藤和之（2002）. 人はなぜ方言を使うのか 國文學――解釈と教材の研究――, *47*（11）, 88–95.
千住 淳（2018）. 自閉症の体験世界――認知・社会脳―― そだちの科学, *31*, 39–45.
Sparrow, S. S., Cicchetti, D. V., & Balla, D. A.（2006）. Vineland Adaptive Behavior Scales: second edition（Vineland-II）. Pearson.（スパロウ, S. S., チケッティ, D. V., & バラ, D. A. 辻井正次・村上 隆（監修）黒田美保・伊藤大幸・荻原 拓・染木史緒（2014）. 日本版 Vineland-II 適応行動尺度――面接フォーム マニュアル―― 日本文化科学社）

T

高田博行・椎名美智・小野寺典子（2011）. 歴史語用論の基礎知識 高田博行・椎名美智・小野寺典子（編著）歴史語用論入門――過去のコミュニケーションを復元する―― シリーズ・言語学フロンティア3 大修館書店, 5-44.
高橋 純・山下由紀恵（2014）. 石見地域の幼児の言語についての調査（1） 島根県立大学短期大学部松江キャンパス研究紀要, *52*, 145–150.
滝川一廣（2017）. 子どものための精神医学 医学書院
滝川一廣（2018）. 自閉症スペクトラムにおける体験世界――精神病理―― そだちの科学, *31*, 33–38.
滝浦真人（2008）. ポライトネスから見た敬語，敬語から見たポライトネス――その語用論的相対性をめぐって――社会言語科学, *11*（1）, 23-38.
Tomasello, M.（2003）. *Constructing a language: A usage-based theory of language acquisition*. Harvard University

Press.（トマセロ, M. 辻　幸夫・野村益寛・出原健一・菅井三実・鍋島弘治朗・森吉直子（訳）(2008). ことばをつくる ――言語習得の認知言語学的アプローチ――　慶應義塾大学出版会）

Tomasello, M., Carpenter, M., Call, J., Behne, T., & Moll, H. (2005). Understanding and sharing intentions: The origins of cultural cognition. *Behavioral and Brain Sciences, 28* (5), 675–735.

U

上野一彦・名越斉子・旭出学園教育研究所 (2016). S－M 社会生活能力検査 第 3 版　日本文化科学社

宇佐美まゆみ (2002). ポライトネス理論と対人コミュニケーション研究　日本語教育通信, *42*, 6-7.

Usui, S., Senju, A., Kikuchi, Y., Akechi, H., Tojo, Y., Osanai, H., & Hasegawa, T. (2013). Presence of contagious yawning in children with autism spectrum disorder. *Autism Research and Treatment.* DOI:10.1155/2013/971686.

Y

山本淳一・楠本千枝子 (2007). 自閉症スペクトラム障害の発達と支援　認知科学, *14* (4), 621–639.

山下由紀恵・高橋　純 (2014). 石見地域の幼児の言語についての調査 (2) 島根県立大学短期大学部松江キャンパス研究紀要, *52*, 151–158.

吉岡泰夫 (2011). コミュニケーションの社会言語学　大修館書店

謝辞

この研究のはじまりから常に一緒に議論してきた崎原秀樹先生（元鹿児島国際大学）は、前書が出版される前年（２０１６年）に故人になられました。崎原先生の励ましがなければ、この研究に本格的に取り組むことはありませんでした。こうやって2冊目の本が世に出るようすを見ていただきたかったと思います。菊地一文先生（弘前大学大学院教育学研究科）には共同研究者として、現在もさまざまな側面でこの研究を支えていただいています。橋本洋輔先生（国際教養大学）には、言語学・方言学についてさまざまな刺激に満ちた知見を教えていただき、議論を深めることができました。峯松信明先生（東京大学工学部電子情報工学科）から声をかけていただいたおかげで議論の深化が促されました。また、菊池哲平先生（熊本大学大学院教育学研究科）の研究が、この本の執筆にあたって不可欠であることは、お読みいただければおわかりになると思います。清野宏樹先生（北海道釧路養護学校）には、意図に関する理論検討において現場の立場からご意見をいただきました。湯汲英史先生（発達協会王子クリニック）には、発達障害の人々が示すエピソードと本研究の関連について興味深いご示唆をいただきました。浅川伸一先生（東京女子大学情報処理センター）からは、意図理解やＡＩについてさまざまなご示唆をいただきました。佐藤和之先生（弘前大学人文学部）からは、方言敬語についての情報を教えていただきました。野内友規先生（名古屋女子大学）には、学会でのシンポジウムで司会を務めていただきました。小岩真弓先生（埼玉県立本庄特別支援学校）には、学会や講演のたびにネイティブの津軽弁を披露していただきました。大塚加奈子先生からのお声がけがさらなる研究への扉を開くことになりました。浅利志乃先生（青森県立弘前第一養護学校）には、前書に引き続いて可愛らしくわかりやすいイラストを描いていただきました。福村出版の宮下基幸氏には、前書に続いて本の書き方から教えていただき、機会を見つけてはアドバイスをいただきました。そして、前書をお読みいただいた方のたくさんのコメントが本書執筆の励みになりました。

　何より先生や保護者の方々、さらに当事者の方のご協力とご理解があってこそ、このようにまとめることができたと思っています。お子さんについての聞き取りと本書への掲載をお許しいただきました小島幹央様、池田愛様、力石郁様、岡田孝征・朋子様には本当に感謝申しあげます。

　最後に、いつも笑顔で励まし笑わせてくれている妻に感謝を捧げます。あと、我が家の猫たちにも。

【著者紹介】

松本　敏治（まつもと・としはる）

博士（教育学）。公認心理師，特別支援教育士スーパーバイザー，臨床発達心理士。1987年，北海道大学大学院教育学研究科博士後期課程単位取得退学。2000～2003年，弘前大学助教授。2003～2016年9月，弘前大学教授。2011～2014年，弘前大学教育学部附属特別支援学校長。2014～2016年9月，弘前大学教育学部附属特別支援教育センター長。2016年10月～，教育心理支援教室・研究所「ガジュマルつがる」代表。長年，発達障害児者への教育相談・支援活動を行う。著書に『わどなど――ハッピー☆子育て支援ブック』（弘前大学出版会　2006年），『子どものこころの医学』（共著，金芳堂　2014年），『自閉症は津軽弁を話さない――自閉スペクトラム症のことばの謎を読み解く』（福村出版　2017年），『〈自閉症学〉のすすめ――オーティズム・スタディーズの時代』（共著，ミネルヴァ書房　2019年）。

ガジュマルつがる　http://gajumarutugaru.lolitapunk.jp/

Eメール　gajumarutugaru@gmail.com

自閉症は津軽弁を話さない　リターンズ

コミュニケーションを育む情報の獲得・共有のメカニズム

2020年 6 月 20 日　初版第 1 刷発行

2020年 12 月 10 日　　第 2 刷発行

著　者　松本 敏治

発行者　宮下 基幸

発行所　福村出版株式会社

〒113-0034　東京都文京区湯島 2-14-11

TEL 03-5812-9702　FAX 03-5812-9705

https://www.fukumura.co.jp

カバーイラスト　はんざわのりこ

装　丁　臼井弘志（公和図書デザイン室）

印刷・製本　中央精版印刷株式会社

ISBN978-4-571-42076-4　C3036

定価はカバーに表示してあります。

乱丁本・落丁本はお取り替えいたします。